CONTRIBUTION A L'ÉTUDE

DE

LA LAPAROTOMIE

DANS

LA GROSSESSE EXTRA-UTÉRINE

PAR

Le Dr Eug. REGNAULD
Ancien interne des hôpitaux,
Prosecteur à la Faculté de médecine.

PARIS
ASSELIN ET HOUZEAU
LIBRAIRES DE LA FACULTÉ DE MÉDECINE
Place de l'Ecole-de-Médecine.

1891

CONTRIBUTION A L'ÉTUDE

DE

LA LAPAROTOMIE

DANS

LA GROSSESSE EXTRA-UTÉRINE

CONTRIBUTION A L'ÉTUDE

DE

LA LAPAROTOMIE

DANS

LA GROSSESSE EXTRA-UTÉRINE

PAR

Eug. REGNAULD

Ancien interne des hôpitaux,
Prosecteur à la Faculté de médecine.

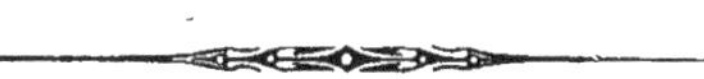

PARIS
ASSELIN ET HOUZEAU
LIBRAIRES DE LA FACULTÉ DE MÉDECINE
Place de l'Ecole-de-Médecine.

1891

CONTRIBUTION A L'ÉTUDE

DE

LA LAPAROTOMIE

DANS

LA GROSSESSE EXTRA-UTERINE

La question de la grossesse extra-utérine a été étudiée avec soin dans les mémoires ou traités de Baudelocque, Levret, Breschet et Velpeau. Mais à cette époque éloignée le traitement de cette affection peut être considéré comme à peu près nul; il n'est entré dans la voie opératoire que dans ces dernières années grâce aux travaux de Passy (1884), Litzmann (1886), et Veit 1886). Ce progrès s'est accompli quand, à l'exemple et à la suite de Lawson Tait (1888), Martin (1885-1889), Olshausen (1890), Werth (1889), Braün Femwald (1889) et Czempin (1889) sont parvenus à donner à la laparotomie, une place que l'on peut considérer comme définitive dans la thérapeutique de cette maladie.

Suivant l'évolution habituelle des méthodes nouvelles, à mesure que la technique s'est perfectionnée, les résultats devenant plus souvent et plus régulièrement favorables, les chirurgiens ont modifié leurs procédés, et se sont enhardis à chercher des cures radicales, dans les cas où les promoteurs se contentaient d'opérations palliatives.

C'est ce qui nous semble ressortir des observations publiées depuis 1886 jusqu'à 1890; cette étude montre nettement, chez un grand nombre de chirurgiens, une tendance accentuée à substituer la laparotomie à l'élytrotomie.

Je me propose d'examiner, en m'appuyant sur 150 observations publiées tant en France qu'à l'étranger, si cette préférence pour la laparotomie est justifiée, et si les arguments, invoqués par ceux qui veulent la substituer à l'élytrotomie, ont quelque valeur. On trouvera quelques indications sommaires sur cette question dans le livre récent de M. Pozzi (1), dans la thèse de son élève Griffith (2), et dans un article publié le mois d'août dernier, par M. Audry, de Lyon (3).

Je pense qu'il peut être intéressant de mettre plus en lumière que ces auteurs ne l'ont fait, un détail de technique opératoire, traitement du placenta, qui me semble devoir faire pencher la balance en faveur de la laparotomie. En effet, je suis persuadé que c'est grâce à la manière spéciale d'attaquer le sac fœtal, que des chirurgiens sont parvenus à sauver un certain nombre d'enfants.

J'ai pu mener à bonne fin mes recherches bibliographiques, grâce à mon camarade, le Dr J. Dagonet, et à mes amis Finet et Osorio. Je les remercie bien vivement de leur concours. Mon maître et ami, le Dr Picqué, m'a donné l'idée première d'un travail sur la grossesse extra-utérine. Il m'a fourni des observations personnelles et guidé dans la confection du présent travail. Ce n'est pas là le premier service qu'il me rend; il sait que je serai toujours son élève reconnaissant et affectionné.

Avant d'entrer dans le fonds du sujet, on m'excusera de rendre un hommage respectueux à la mémoire de mes premiers maîtres, le professeur Charles Lasègue, le Dr Blachez, que j'ai eu la douleur de perdre au début

(1) Samuel Pozzi. Traité de gynécologie. Paris, 1890.
(2) Griffith. Th. doctorat. Paris, 1890.
(3) Audry. Arch. de Tocologie, août 1890.

de ma carrière médicale, alors que leurs conseils et leur appui m'étaient aussi précieux que nécessaires.

J'adresse mes remercîments à mes maîtres dans les hôpitaux, MM. Reclus, Terrillon, Segond, Reynier, Richelot, Guyon, Potain et Le Dentu qui m'ont constamment honoré de leur bienveillance.

Des circonstances, indépendantes de ma volonté, m'ont empêché d'être l'interne du professeur Léon Le Fort, je le prie néanmoins, d'accepter l'hommage de ce travail, comme un faible témoignage de ma gratitude, pour l'intérêt affectueux qu'il m'a accordé depuis les premières années de mon enfance.

Comme aide d'anatomie et prosecteur à l'Ecole pratique, j'ai trouvé dans notre chef des travaux, le Dr Poirier, un maître et un guide précieux.

Je tiens à exprimer dans cette thèse inaugurale ma reconnaissance à M. le professeur Mathias Duval, qui m'a appris dans son laboratoire à étudier l'anatomie sans le secours de la pince et du scalpel. J'ai pu constater en travaillant sous sa direction, combien est vaste le champ encore inexploré qu'offrent aux études ces investigations poursuivies par des procédés nouveaux.

Monsieur le professeur agrégé Retterer m'a aidé de ses conseils et de son expérience : il m'a honoré de son amitié; je souhaite qu'il conserve à mon égard cette attitude cordiale qui m'est si précieuse.

M. le professeur Tillaux a bien voulu accepter la présidence de ma thèse. Il m'a guidé dès le début de mes études. Pendant mon internat il m'a fait profiter de sa grande expérience. Je le remercie de tous ces témoignages d'affection.

DIVISION DU SUJET

Dans cette étude, nous adopterons l'ordre suivant :

1° Les grossesses extra-utérines, abandonnées à elles-mêmes, entraînent dans une forte proportion la mort de la femme.

2° L'élytrotomie ne donne pas toujours des résultats satisfaisants. Ses défauts, ses dangers.

3° Etude critique des observations publiées entre 1886 et 1890. — Les résultats ont été plus favorables que ceux que consignaient, en 1886, MM. les professeurs Maygrier et Pinard.

4° Quelles sont les causes qui ont amélioré les résultats?

5° Les avantages de la laparotomie sont 1° d'intervenir plus tôt que dans l'élytrotomie ; 2° de permettre une action plus directe sur le placenta.

CHAPITRE PREMIER

MORTALITÉ CONSIDÉRABLE DANS LES CAS DE GROSSESSE EXTRA-UTÉRINE QUAND IL N'Y A PAS D'INTERVENTION.

Ces cas peuvent être divisés en deux groupes :

I. — Ceux où la mort survient immédiatement.

II. — Ceux où elle n'est que secondaire.

Premier groupe. — Malades ayant succombé à des accidents primaires.

M. Maygrier, dans sa thèse d'agrégation, en a rapporté un grand nombre d'exemples qu'il nous suffira de rappeler rapidement.

Observation 1 (Varnier).

Grossesse tubaire gauche; rupture du kyste; péritonite à marche lente; hémorrhagies successives; mort au cinquième mois.

Observation II.
(Duncan, *Edimbourg medical Journal*, janv. 1864).

Une femme, atteinte et guérie d'hématocèle pelvienne, est reprise un mois après, d'accidents de péritonite aiguë qui l'emportent. On trouve à l'autopsie, une grossesse tubaire de deux mois, rompue.

Observation III
(Machka, *Viener Medic. Woch.*, 1885).

Observation d'une femme qui succomba en vingt-quatre heures, à la rupture dans la cavité abdominale, d'une grossesse interstitielle.

On trouve, en outre, dans le même travail, le tableau de 56 cas de grossesse extra-utérine où la rupture amena la mort.

Deuxième groupe. — Malades ayant succombé à des accidents secondaires.

Nous relaterons les exemples suivants :

Dans la statistique de Mattei (*Gazette des hôpitaux*, 1860), cet auteur n'a noté que 12 cas de rétention sans accidents.

Les malades succombent, soit à une rupture du kyste fœtal suppuré comme dans l'observation de Wilson (*Glascow medical Journal* 1870), soit à une généralisation d'accidents péritoniques localisés, dus à la tumeur (observations de Fick, Guichard, Abardanell).

Jacquemier a insisté sur la mort lente par cachexie.

Depaul et Teuffel ont signalé des cas de mort, consécutifs à l'hydropisie du sac (?) Chevalier a publié des cas où un sac fœtal, situé dans le cul-de-sac de Douglers, amena la mort par obstruction intestinale.

Pletzer, Hornung, Œttinger, ont signalé également des cas de mort par étranglement interne.

Les résultats n'ont pas été beaucoup plus satisfaisants dans les cas où le sac s'est vidé spontanément par un trajet fistuleux, ouvert soit dans l'intestin, soit dans la vessie, soit dans le vagin, soit dans le rectum, soit au dehors, à travers la paroi abdominale.

Dans les quelques observations où ce mode de terminaison a amené la guérison de la malade, celle-ci a toujours été sous le coup d'accidents très graves, et à mis des mois et des années pour obtenir une guérison bien souvent doublée d'une infirmité incurable.

Deschamps, dans sa thèse, de 1880, rapporte l'observation d'une femme qui, présentant une grossesse tubaire enkystée, mourut de péritonite, deux ans après. Cet auteur attribue la mort à une lésion ovarique ; les faits que nous rapportons plus loin, nous portent à croire au contraire, que la grossesse extra-utérine ne fut pas étrangère à cette terminaison.

La transformation en lithopédion ne donne pas non plus une grande garantie. (Observation de Wilson, *Glascow medical journal* et observation 26 d'Ehrendorfer).

CHAPITRE II

L'ELYTHROTOMIE NE DONNE PAS TOUJOURS DES RÉSULTATS SATISFAISANTS. — SES DÉFAUTS. — SES DANGERS.

On désigne sous le nom d'élythrotomie une opération qui a pour but d'évacuer par une incision vaginale le contenu de la poche ectopique. Dans l'élythrotomie, que nous comparons assez volontiers à l'ouverture simple d'un abcès on se contente de donner issue à la partie contenue. La disparition de la partie contenante et le retour *ad integrum* des organes, qui peuvent doubler la paroi, sont abandonnés aux seules ressources de la nature. On se contente de faire des lavages antiseptiques dans la cavité de la poche, qu'un grand nombre d'opérateurs ne draine même pas.

Cette méthode peut donner de bons résultats dans certaines conditions déterminées et nombre de succès obtenus grâce à elle ont été rapportés dans les journaux de médecine. Mais elle ne saurait s'appliquer à tous les cas de grossesse extra-utérine et sa nature seule la rend incapable d'être employée toujours avec succès.

Dans un grand nombre de cas de grossesse extra-utérine, où l'intervention chirurgicale a été heureuse, le diagnostic n'avait point été porté parce qu'on s'était trouvé en présence d'hématocèle aiguë et qu'on n'avait constaté la grossesse qu'une fois le ventre ouvert. Dans tous les cas où la grossesse ne datait pas de plus de trois mois l'éythrotomie n'eût certes pas été non plus employée, puisque le diagnostic ne pouvait être fait et qu'on avait reconnu seulement la présence d'une tumeur pelvienne.

L'élythrotomie donne des succès quand on a affaire à une grossesse peu volumineuse, encore incluse dans la trompe, ne présentant pas ou peu d'adhérences avec les organes voisins. Il faut encore que le placenta ne soit pas interposé entre le cul-de-sac vaginal et le contenu de la poche, et qu'en tous cas il ne soit pas au moment de l'intervention en pleine activité circulatoire de l'avis même des plus chauds défenseurs de cette opération.

L'état du placenta joue un rôle considérable dans l'avenir d'une élythrotomie. Les résultats avaient été si souvent désastreux quand une hémorrhagie placentaire se produisait pendant l'opération que les partisans de cette méthode admirent que l'on ne doit jamais intervenir tant que le placenta peut encore être le siège de phénomènes de circulation. C'est-à-dire qu'ils conseillent d'attendre de quelques semaines à 2 mois après la mort du fœtus. On verra dans nos observations que ce n'est pas impunément qu'on attend ainsi, et que des accidents graves et des morts doivent être attribués à cette temporisation (obs. I).

L'hémorrhagie placentaire peut se produire à deux périodes bien distinctes, soit au premier temps. — Dans ce cas le placenta est accolé au cul-de-sac vaginal, le bistouri plonge dedans et une hémorrhagie facilement mortelle se produit. — Soit plus tard. L'opérateur, après avoir incisé la paroi évacue son contenu et cherche à désinsérer le placenta. A ce moment survient une hémorrhagie formidable. Comment l'arrêter dans cette cavité anfractueuse, mal connue, et sans connaissance de l'organe sur lequel le placenta a pu prendre son insertion ? Pendant les hésitations, l'hémorrhagie suit son cours ; il semble qu'il y a deux ou trois radiales ouvertes, et on ne peut qu'avec les plus grandes difficultés faire une ligature ou mettre des pinces à demeure. On a bien proposé de faire le tamponnement, mais celui-ci présente de bien grandes difficultés à exécuter. Dans un certain nombre de cas il n'y a pas de poche proprement dite, les parois de la cavité étant formées par les anses intestinales agglutinées ; comment exécuter dans ces conditions le tamponnement ?

Cette absence de poche, que nous avons pu constater à une autopsie faite par notre maître et ami le Dr Piqué, nous explique facilement les accidents consécutifs à l'opération que nous trouvons relatés dans les observations de Bandl, de Barsony, de Dorff, etc.

La malade de Bandl, malgré le drainage de la cavité, malgré les précautions antiseptiques prises pendant l'opération, est morte le deuxième jour d'accidents septiques (péritonite et hémorrhagie secondaire).

La malade de Barsony mourut le lendemain avec des accidents septiques.

Dans le cas rapporté par Gaillard Thomas dans l'*American Journal of Obstetric*, 1875, on voit que cet opérateur eut à combattre pendant l'opération une hémorrhagie grave par blessure du placenta, et que la malade ne guérit qu'après avoir présenté pendant quelques jours des accidents de septicémie.

Dans le cas d'une malade opérée par O'Harra, il y eut hémorrhagie et mort par péritonite le troisième jour.

On voit donc que l'élythrotomie ne répond pas absolument à l'opinion que certains auteurs avaient d'elle :

1° Impossibilité de l'employer tant que le diagnostic n'est pas fait et pour toute grossesse extra-utérine datant de moins de quatre mois;

2° Elle ne saurait être proposée dans les cas de rupture simulant une hématocèle;

3° Difficultés à désinsérer le placenta et à combattre son hémorrhagie;

4° Dangers de le traverser de part en part s'il se trouve situé entre la paroi vaginale et le fœtus;

5° Inconvénients multiples à attendre que tout phénomène circulatoire ait cessé dans le placenta;

6° Impossibilité de recourir à cette méthode quand on a quelqu'espoir de sauver la vie de l'enfant.

Telles sont les objections que nous faisons à l'emploi de l'élythrotomie.

CHAPITRE III

Voici le résumé des principales observations que nous avons rencontrées. Nous les faisons suivre de trois observations inédites.

1° Observations résumées.

Observation 1
(Bandl, *Deutsche Chirurgie*, 1886).

La femme ne veut pas se faire opérer d'une grossesse abdominale; elle meurt de péritonite. A sa mort, on extrait un enfant vivant, qui meurt de suite.

Observation 2
(Bandl, *Deut. Chir.*, 1886).

Femme de 29 ans. Elythrotomie. On trouve un fœtus de 2 kilos 300, mort. Une hémorrhagie survint au moment de l'extraction du placenta. Drainage du sac. La femme meurt le 2e jour de péritonite et d'hémorrhagie secondaire.

Observation 3
(Barsony, *C. f. Gynækologie*, 1889).

Femme âgée de 38 ans. Elythrotomie. On trouve un fœtus macéré. Le placenta avait été déchiré pendant l'opération; la femme meurt de péritonite septique le lendemain.

Observation 4
(Barsony, *C. f. Gynækologie*, 1889).

Femme âgée de 27 ans. Laparatomie. On trouve un fœtus à terme, macéré. Quelques morceaux de placenta ont été laissés. La femme meurt le 3e jour de péritonite septique.

Observation 5

(Berry Hart, *Edimb. Medic. J.*, oct. 1887).

Grossesse de 4 à 5 mois. Laparotomie. On a dû laisser tout en place parce que le sac était adhérent au rectum et au vagin. La femme meurt d'hémorrhagie, 10 heures après.

Observation 6

(Bernay, *Deutsch. Medic. Woch.*, 1890).

Femme âgée de 28 ans. Grossesse tubaire ancienne. Laparotomie. Extirpation totale. La femme guérit.

Observation 7

(Bernay, *Deutsch. Medic. Woch.*, 1890).

Femme âgée de 25 ans. Grossesse tubaire récente. Laparotomie. Au moment de l'ouverture du sac, hémor rhagie abondante arrêtée par constriction avec les doigts. Extirpation après pédiculisation de la trompe et des annexes. Pas d'autre hémorrhagie. *Guérison* en 6 semaines.

Observation 8

(Braithwait, *Soc. obst. Londres*, 1886).

Laparatomie pour grossesse extra-utérine. Incision du sac. Le placenta ne fut jamais expulsé.

Observation 9

(Braun Fernwald, *Soc. obst. et gyn. de Vienne*, 1889).

Laparotomie pour grossesse extra-utérine avec enfant vivant. Le placenta fut décollé de ses adhérences avec les organes voisins. La face postérieure de l'utérus saignant beaucoup, celui-ci fut pris dans une ligature élastique et sectionné au-dessus d'elle. On sutura le moignon à la paroi abdominale. Lente guérison avec fièvre. L'enfant meurt 12 heures après sa naissance, de bronchite capillaire.

Observation 10
(Breitsky, *Wiener Med. Woch.*, 1887).

Femme âgée de 30 ans L'auteur voulut attendre le 8ᵉ mois de la grossesse pour opérer mais l'enfant mourut, et la terminaison fut un lithopédion.

Observation 11
(Breitsky, *Wiener Med. Woch.*, 1887).

Femme âgée de 35 ans. Elle fut prise d'accidents très graves qui l'emportèrent avant qu'on ait pu l'opérer.

Observation 12
(Breitsky, *Wiener Med. Woch.*, 1887).

Femme âgée de 30 ans. Une grossesse antérieure suivie de péritonite. Le diagnostic fut fait de grossesse intra-ligamenteuse droite ; elle était au 9ᵉ mois lorsqu'elle entra. Par crainte de rupture spontanée, l'enfant étant vivant, Brutsky l'opère au 9ᵉ mois. Laparotomie. Les faibles adhérences de la tumeur furent rompues facilement. On fixa le sac à la paroi par 4 ligatures provisoires. Le placenta s'était partiellement décollé; il le sectionne et arrête l'hémorrhagie avec les pinces; les membranes étant intactes, il extrait le fœtus par la tête, puis lie et sectionne le cordon. L'enfant pèse 2 kil. 470. Il dégage le sac de ses connexions avec le ligament large, forme un pédicule au voisinage de la corne utérine, et le sectionne. Il refait des ligatures sur les points trouvés adhérents à l'intestin et sur les vaisseaux utéro-ovariques. Il enlève aussi l'ovaire droit kystique. Il referme le ventre après avoir mis un tamponnement iodoformé. L'enfant est mis en nourrice, mais il meurt au bout de trois semaines de phlébite ombilicale. La mère a complètement guéri par première intention, mais élimina un mois après par le vagin un morceau de caduque nécrosé.

Observation 13
(Breitsky, *Wiener Medic. Woch.*, 1887).

Femme âgée de 33 ans, vue 2 ans et demi après les premiers signes de grossesse extra-utérine pour des phénomènes septiques qui se rattachaient à une perforation de la vessie par un lithopédion. Il fait la laparotomie. Il trouve une adhérence du sac à l'épiploon. Il fixe la poche à la paroi, puis la vide des morceaux d'os et de liquide fétide qu'elle contenait ; après des lavages antiseptiques de celle-ci, il la tamponne avec de l'iodoforme. Durée de l'opération : 2 heures. La malade meurt le 6e jour de péritonite et de septicémie.

Observation 14
(Bröse, *C. f. Gynæk*, 1888).

Femme de 26 ans, ayant eu déjà 2 enfants. Elle eut ses dernières règles le 8 avril 1888 ; dans les mois de juillet, d'août et de septembre, elle eut de légères poussées de péritonite. Le 24 septembre, elle expulse une caduque. Le 2 novembre, on trouve une tumeur sur les côtés de l'utérus dont on ne définit pas la nature. Le 8 novembre, laparotomie. On trouve : liquide dans le péritoine ; adhérences nombreuses ; le placenta, inséré dans le cul-de-sac de Douglas. L'enfant est à même dans le ventre. Tout le petit bassin est rempli d'adhérences.

On tamponne le sac avec de la gaze iodoformée, et on le fixe à l'ouverture de la paroi. L'enfant était mort depuis quatre à six semaines. La mère guérit.

Observation 15

(Brühl, *Arch. de Gynéc*, 1887, t. XXXI, Hept. 2).

Femme âgée de 27 ans. Une couche pathologique. 5 accouchements antérieurs. Le dernier avec fièvre puerpérale, péritonite septique et albuminurie. Depuis, elle a joui d'une bonne santé. Depuis deux mois, elle remarque une augmentation lente de l'abdomen sans qu'elle se croie enceinte. Les règles sont venues régulièrement en juin et juillet, cependant plus faibles. En mai, la patiente ne peut dire si les règles sont venues au moment voulu. Au commencement d'août, apparurent brusquement sans cause connue, des crampes violentes dans l'abdomen, avec douleurs dans le flanc gauche, qui allèrent jusqu'à la syncope. Ces accidents durèrent quelques jours. Quinze jours après, les règles revinrent régulièrement. Depuis ce temps, la femme se porte tout à fait bien. Elle signale que depuis le commencement des accidents, l'augmentation du ventre a paru s'accentuer surtout à gauche. Elle n'y ressent ni douleur ni lourdeur. La défécation et la miction sont régulières ; l'appétit et l'état général sont bons.

A son admission, voici ce qu'on trouve : l'abdomen est saillant en avant, et surtout à gauche. Le gros segment de la saillie demi-circulaire siège au-dessous de l'ombilic. La circonférence du ventre, au point le plus large; mesure 0,72 centimètres.

Laparotomie. Il extrait du sac, après incision de celui-ci, un fœtus vivant, qui ne fit que quelques mouvements respiratoires. Il ne réussit pas à décoller le placenta, et dut suturer les parois du sac aux lèvres de l'incision abdominale. Celui-ci s'élimina quelques jours après par le vagin. La mère se remit en deux mois.

OBSERVATION 16
(Brühl, *Archiv. f. Gynæk.*, 1887).

Femme âgée de 39 ans. Laparotomie après accouchement normal d'un enfant mort. On trouve dans la trompe un deuxième fœtus macéré. La femme meurt d'hémorrhagie presque pendant l'opération.

OBSERVATION 17
(Brühl, *Arch. f. Gynæk.*, 1887).

Femme âgé de 42 ans. Laparotomie pour grossesse extra-utérine au huitième mois, en pleine péritonite. La femme meurt 4 jours après, par persistance des accidents. Fœtus macéré.

OBSERVATION 18
(Brühl, *Arch. f. Gynœk.*, 1888).

Femme âgée dc 36 ans. L'enfant était mort le huitième mois d'une grosse extra-utérine. Il s'élimina 3 ans après par le gros intestin. La laparotomie faite ne permît pas de pénétrer dans le sac qui adhérait de toutes parts à l'intestin. On dut évacuer la poche par la voie vaginale. Guérison.

OBSERVATION 19
(Brühl, *Arch. f. Gynœh.*, 1887).

Grossesse tubaire au troisième mois. Hémorrhagie par rupture de la poche. Laparotomie. Extraction du fœtus et du placenta. On enlève le sac, après qu'on eut détruit ses adhérences aux organes voisins. La femme meurt douze heures après l'opération, par hémorrhagie intra-abdominale.

Observation 20
(Chrobach, *Medic. Klin Woch.*, 1890).

Femme âgée de 32 ans. Laparotomie. L'enfant était vivant. On enleva le placenta tout entier après ouverture du sac. Pour arrêter le sang on fait l'amputation de l'utérus, au-dessus d'une ligature élastique. La malade guérit rapidement. C'était une grossesse tubaire, rompue dans la cavité abdominale.

Observation 21
(Czempin, *D. Med. Woch.*, 1886).

Femme âgée de 51 ans. Le diagnostic fut : grossesse extra-utérine,avec enfant vivant. La mère avait repoussé toute opération. L'enfant mourut en 1872. En 1881, de graves douleurs survinrent dans le bas-ventre. On pratiqua alors la laparotomie. On trouva le fœtus sans enveloppes, dans la cavité abdominale, avec quelques légères adhérences. On ne put retrouver une partie du pied gauche. On eut beaucoup de peine à décoller une masse située près de l'utérus et qu'on reconnut être le reste du placenta. On dut faire de nombreuses ligatures mais on en sortit avec succès et la femme guérit rapidement.

Observation 22
(Czempin, *D. Medic. Woch.*, 1886).

Dans un cas de grossesse extra-utérine tubaire, de trois mois, on pratiqua la laparotomie. Le sac et les annexes du même côté furent extirpés sans grandes difficultés. La guérison fut très rapide.

OBSERVATION 23
(Czempin, *Soc. obst. ėt gyn. à Berlin*, 28 juin 1889).

Femme âgée de 53 ans. On pratiqua la laparotomie au quatrième mois. La grossesse était développée dans l'épaisseur du ligament large soulevé. Les adhérences étaient nombreuses. On ne put enlever le sac, et on fut obligé de l'ouvrir; on fixa ses parois aux lèvres de l'incision de la paroi abdominale. Le placenta fut entamé. Comme il saignait beaucoup, on le décolla rapidement, et on l'enleva avec le fœtus. Le sac fut tamponné provisoirement avec de la ouate. Puis des ligatures furent faites avec de la soie sur tous les points qui saignaient. Le sac fut bourré d'iodoforme. On draina par le vagin sa paroi inférieure. Ce fut un succès à enregistrer. La malade était remise trois semaines après.

OBSERVATION 24
(Dorff, *Soc. obst. et gyn. de Bruxelles*, 1809).

Une femme opérée par élythrotomie, mourut de péritonite suraiguë consécutive à une rupture du sac, survenue à la suite d'un lavage antiseptique.

OBSERVATION 25
(Dührrsen, *Soc. obs. et gyn. de Berlin*, 1888).

Laparotomie pour accidents d'iléus déterminés par une grossesse extra-utérine. L'enfant était mort. L'opérateur n'osa pas arracher le placenta qui, par son insertion sur l'intestin, déterminait l'iléus. La malade mourut quelques heures après.

Observation 26
(Ehrendorfer, *Wiener Klin. Woch.*, 1889).

Malade âgée de 31 ans, qui se trouvait en 1886, dans la clinique. Les règles étaient toujours venues régulièrement, et la malade avait eu 2 grossesses normales. Les règles ont été vues la dernière fois en décembre 1885. Plusieurs pertes de sang survinrent pendant le printemps de 1886.

Des douleurs d'accouchement se firent sentir le 1er juin, pendant plusieurs heures.

Le 4 juin, expulsion de lambeaux ayant une odeur nauséabonde, et de petits os par le vagin. Incontinence vésicale.

Le 23 octobre 1886, elle rendit par le rectum un amas d'os; depuis cette époque, elle a rendu par l'urèthre un os assez volumineux, tandis qu'un autre de même volume, restait dans la vessie sans pouvoir être expulsé. Pendant quatorze jours, l'état général est bon.

Le 23 mai 1888, nous la recevons dans notre service Les règles sont régulières, il n'y a plus d'expulsion d'os. On dilate l'urèthre, et on enlève l'os qui y avait séjourné. La guérison est complète. Le fœtus était hors du sac depuis environ 2 ans.

Oservations 27 et 28
(Fraipont, *Soc. obst. et gyn. de Bruxelles*, 1889).

Nous mentionnons ici 2 cas d'intervention par laparatomie,au milieu d'une fièvre hectique et avec un mauvais état général.

On fit le lavage antiseptique du sac, en laissant en place le placenta et le sac, qui ne s'éliminèrent que très lentement par l'orifice de la paroi. Les deux malades guérirent.

Observation 29
(Fränkel, *Berliner Klinich.*, 1888).

Grossesse tubaire extra-utérine, traitée par l'expectation. Hématocèle aiguë. Péritonite suivie de mort.

Observation 30
(Frommel, *Deutsch. Medic. Woch.*, 1890).

Une femme qui avait déjà subi une laparotomie en 1889, eut une nouvelle grossesse extra-utérine en 1887 et fut de nouveau opérée avec succès.

Observation 31.
(Gœtsch, *Centralblatt f. Chirurgie*, 1880).

Malade qui tomba sur une pierre à la fin de sa seconde grossesse, il y a deux ans et demi, portant dans sa chute sur le côté gauche du ventre. Elle ne put se relever, et dut être portée dans son lit.

Une péritonite généralisée se déclara, mais le mieux se manifesta après quatre jours. Le ventre revint à son état normal sans que les eaux eussent été perdues. Les bruit fœtaux furent encore entendus quelque jours après la chute.

Des douleurs et des pertes de sang, survinrent quelque temps après. Les douleurs ne persistèrent que huit jours, mais les métrorrhagies continuèrent après cette époque. Lorsque Gœtsch vit la malade, il constata une grossesse extra-utérine. L'enfant était placé transversalement, la tête à gauche, de telle façon que toutes les parties pouvaient être reconnues à travers les parois abdominales. Aucune douleur ni gêne dans les fonctions organiques

L'opération fut pratiquée deux ans et trois mois après le début des accidents. L'enfant était couché derrière l'épiploon qui était adhérent à la paroi abdominale au-dessous de lui, et ne pouvait être refoulé au-dessus du fœtus. Le fruit fut extrait par le genou. Il était sans odeur. On ne put trouver le placenta. A sa place, on trouva sur la paroi extérieure de l'utérus, une masse complètement vascularisée. Le ventre fut refermé avec un drain à sa partie inférieure. Le résultat fut favorable.

Observation 32

(Gusserow, *Soc. obs. et gyn. de Berlin*, 1888).

Laparatomie pour grossesse extra-utérine, dont le début remontait à six mois. On trouva une rupture de la trompe avec hématocèle, et au milieu de celle-ci, le placenta. Du côté opposé, existait un hydro-salpynx. Guérison.

Observation 33

(Hening, *Soc. obs. de Leipsick.*, 1888).

Femme âgée de 37 ans, ayant eu 3 enfants et fait une fausse couche; depuis cette dernière, elle a manifesté des signes indéniables de péri et de paramétrite. Tout fut inutilement employé pour arrêter les hémorrhagies; on pratiqua alors la laparotomie.

La main pénètre, en détruisant des adhérences, jusqu'à un espace situé à gauche de l'utérus, d'où on attire à la lumière une tumeur arrondie, avec des prolongements membraneux, fermes et inflammatoires. En déplissant cette masse, on trouve une perforation, située sur la trompe droite, dans la cavité de laquelle on trouve un caillot, sans trace d'embryon. L'extirpation de cette trompe amena une hémorrhagie qui nécessita un tamponnement avec la gaze iodoformée. Les jours suivants, la malade présenta une tendance syncopale, la température monta à 39°9, on attribua cette élévation à l'anémie et à la chute du sang décomposé dans le cul-de-sac de Douglas. L'urine contenait des petits caillots sanguins, et beaucoup d'albumine.

Le septième jour, un large lambeau de substance cartilagineuse sortit par l'ouverture vaginale; le neuvième jour, sortirent une vingtaine d'os recouverts de sang frais. Deux mois après la malade quitta l'hôpital, guérie, pour rentrer chez elle. Elle a encore un trajet fistuleux à droite de l'utérus. Quelques jours après, les règles revinrent normalement, et depuis elle est re devenue enceinte.

Observation 34

(Hochstetter, *Wiener Klin. Woch.*, 1889).

Laparotomie pour grossesse extra-utérine avec fœtus mort et perforation du rectum. Le fœtus était à terme. Décollement du placenta sans hémorrhagie. La perforation intestinale fut fermée par des sutures. Le drainage de la cavité fut fait par le vagin. Guérison.

Observation 35

(Hollstein, *Deutsch. Medic. Woc.*, 1888).

Laparotomie pour accidents très graves de grossesse extra-utérine; péritonite septique. Mais après l'opération, les accidents septiques, par suite d'un mauvais nettoyage du foyer, ont persisté quelques jours. La femme guérit au bout de deux mois.

Observation 35 *bis*

(Hollstein, *Soc. Gyn. Berlin*).

Laparotomie pratiquée pour accidents hémorrhagiques. On fait un pédicule à la trompe malade et on l'extrait avec l'œuf qu'elle contient. On ne peut trouver de fœtus dans la cavité. Guérison.

Observation 36

(Howitz, *Frauenartzt*, 1889).

Femme de 37 ans. Par une laparotomie exploratrice, on trouve une grossesse extra-utérine de quatre mois; le fœtus mort fut extrait du sac préalablement incisé. Guérison.

Observation 37

(Howitz, *Frauenartzt*, 1889).

Dans une laparotomie pour grossesse extra-utérine tubaire, Howitz se contenta de laver le sac après l'évacuation de son contenu. Il y eut un trajet fistuleux sur la paroi abdominale qui dura plus de trois mois. La malade finit cependant par guérir.

Observation 38

(Iversen, de Copenhague, *Gyn. und obst. Tidende*, 1888).

On pratique une laparotomie pour une grossesse tubaire pathologique; le placenta est laissé en place; on tamponne la cavité du sac avec de la gaze iodoformée. La femme meurt le lendemain d'hémorrhagie.

Observation 39

(Iversen, de Copenhague, *Gyn. obs. Medical J.*, 1888).

Dans une laparotomie pour grossesse tubaire pathologique, on ouvre le sac ; après l'avoir vidé, on le fixe à l'ouverture de la paroi abdominale et on le bourre de gaze iodoformée. Le sac laissa écouler des débris fétides. La malade ne guérit qu'au bout de trois mois.

Observation 40
(Kœfœd, *Gyn. og. obst. Medical J.*, 1887).

On pratique une laparotomie et on fixe la paroi du sac. Huit jours après la formation des adhérences, on ouvre le sac avec le thermocautère. On y trouve un fœtus de six mois, très macéré. Le placenta est laissé en place ainsi que les membranes et on draine la cavité. La femme finit par guérir.

Observations 41 et 42
(Léopold, *Congrès de Berlin*, 1890).

Deux cas de laparotomie pratiquée pour grossesse tubaire et suivie de guérison après extirpation totale. Dans un des cas, la trompe était en train de se déchirer.

Observations 43 et 44
(Léopold, *Congrès de Berlin*, 1890).

Deux cas de laparotomie pour grossesse tubo-ovarienne. L'opération fut pratiquée deux mois après la mort du fœtus. Le sac fut entièrement extirpé. Les malades guérirent.

Observation 45
(Léopold, *Congrès de Berlin*, 1890).

Laparotomie pratiquée dans une corne rudimentaire deux mois après la mort du fœtus. La malade guérit.

Observation 46

(Marschner, *Soc. gyn. et obst. de Dresde*, 1886).

Femme de 23 ans, bien réglée. La dernière cohabitation eut lieu le 27 avril 1885; les règles survinrent la dernière fois du 15 au 17 avril.

Dans le mois d'août, le ventre augmenta sensiblement; en septembre, la malade perçut des mouvements très appréciables de l'enfant. Aucun trouble ne se manifestait, si ce n'est une incapacité de travail; à cette époque, il y eut une inflammation aiguë du ventre qui dura pendant quatorze jours. En octobre, nouvelle crise d'incapacité de travail avec péritonite consécutive à une chute sur le ventre. Les mouvements de l'enfant cessèrent brusquement dans le mois de novembre et on ne put lui dire à la Clinique si elle était enceinte ou non, puisque les signes certains de grossesse manquaient.

Elle entre le 4 février et elle est examinée le 11. Le diagnostic suivant est porté : vraisemblablement, on est en présence d'une grossesse extra-utérine, avec pelvipéritonite de voisinage et la tumeur kystique est sans doute le sac, ou bien on a affaire à une grossesse extra-utérine compliquée de tumeur de l'ovaire.

La femme est opérée en février 1886, on trouve des adhérences du sac avec les anses intestinales et les organes voisins. Etant donnée l'épaisseur des parois du sac, on cherche à enlever l'œuf en entier. La malade ayant tendance à la syncope, et le placenta semblant disposé à beaucoup saigner, on forme un pédicule avec les parois du sac, le placenta et l'utérus, et on le fixe à la paroi abdominale.

Mais une violente hémorragie se déclare au niveau de

la section de l'utérus réséqué à la suite d'une tentative d'extraction de la partie profonde du placenta; on l'arrête difficilement. Du fait de cette déchirure, nouvelle infection de la cavité péritonéale par les produits sortis du sac. On s'efforce de la désinfecter le mieux possible. Le moignon est recouvert de poudre de tannin salicylé et le reste de la plaie de gaze sublimée.

La malade mourut d'épuisement, deux jours après l'opération, le 24 février.

A l'autopsie, on trouva une péritonite suraiguë consécutive à la blessure du moignon qui avait été infectante.

Observation 47
(Martin, *Berliner Klin. Woch.*, 1881).

Grossesse tubaire gauche. On pratique la laparotomie et on extrait la trompe du côté opposé et toute la tumeur. La malade guérit très rapidement.

Observation 48
(Martin, *Berliner Klin. Woch.*, 1881).

Femme de 39 ans, bien réglée, ayant eu un accouchement normal et un avortement. On diagnostique un kyste ovarien adhérent ou un fibrome kystique. On n'a pas pensé à une grossesse extra-utérine à cause de l'exploration et de la persistance des règles. On fait une laparotomie le 9 juillet. On trouve des adhérences de la tumeur, que l'on détache avec le doigt. Une petite perforation se produit, il s'en écoule un liquide clair. Par l'incision, on trouve une tête d'enfant. On extrait un fœtus vivant de 7 mois. Des hémorrhagies surviennent parce qu'on avait incisé le placenta qui était situé en avant. On pose trois ligatures, on isole la tumeur des parois de l'utérus. On extrait le placenta et on met deux drains qui traversent le sac et qui sortent par le vagin. La résection d'une partie du sac étant pratiquée, on fait des ligatures sur les parties restées adhérentes aux intestins. L'opération a duré une heure un quart.

La femme guérit après la fermeture des trajets fistuleux. L'enfant mourut.

Observation 49

(Martin, *Soc. obst. gyn. de Berlin*, 1887).

Femme âgée de 38 ans, ayant déjà eu trois accouchements. Le dernier a eu lieu il y a dix ans. Du mois d'octobre au mois de décembre 1886, il n'y eut aucune apparition des règles. Dans le mois de janvier, une forte perte survint, elle dura quatorze jours et fut suivie du rétablissement des règles. Le ventre semblait guéri; mais il s'y manifesta bientôt des douleurs. A l'examen, on trouva une tumeur dans le bas-ventre. On ne percevait aucun bruit cardiaque. A l'ouverture du ventre, on trouva l'épiploon et le côlon adhérents à la tumeur. Une ponction fut pratiquée et un enfant de 5 mois, récemment mort, fut extrait du sac avec le placenta, sans grande peine. Il ne se produisit pas d'hémorrhagie, ni par la tumeur, ni par l'insertion du placenta. Ce dernier fut tamponné avec du perchlorure de fer. On draine le sac et on referme le ventre en faisant une compression. La femme guérit rapidement.

Observation 50

(Meinert, *Centralblatt f. Gyn.*, 1888).

La laparotomie fut pratiquée dans ce cas à la suite d'accidents aigus dus à la rupture d'une grossesse extra-utérine. La poche fut ouverte et il en sortit un flot de sang. Meinert extirpa alors rapidement toute la poche avec la trompe; l'hémorrhagie s'arrêta. On trouva dans le cul-de-sac de Douglas un fœtus mesurant 9 centimètres de long et donnant quelques signes de vie. La femme guérit vingt-quatrejours après l'opération.

Observation 51
(Meinert, *Centralblatt f. Gyn.*, 1890).

Laparotomie pour grossesse tubaire droite. Le sac saignant, Meinert l'extirpa d'emblée. Guérison.

Observation 52
(Meinert, *Centralblatt Gyn.*, 1890).

Laparotomie pour hématocèle considérable. On trouve une grossesse extra-utérine; le sac est extirpé partiellement; mais le placenta est laissé en place. Une péritonite circonscrite se déclare. La malade guérit.

Observation 53
(Meyer, de Copenhague, *Hospitals Tidende*, 1888).

Femme de 27 ans, mariée depuis le mois de mai 1887, et souffrant de dysmémorrhée depuis 3 ans. Au mois d'août se manifestent les premiers signes de grossesse. En novembre, il y a déjà eu 5 poussées de péritonite. La dernière est suivie d'une hémorrhagie qui faillit emporter la malade. On fit le diagnostic de grossesse extra-utérine, datant de quatorze à quinze semaines, avec indications de laparotomie. Quatre semaines après, la tumeur a augmenté et on sent les mouvements du fœtus. La malade ayant expulsé une caduque, la laparotomie est décidée aussitôt. Au milieu d'un flot de sang, on dégage à l'aide de la main, au milieu des fausses membranes, un fœtus de dix-neuf semaines, vivant. La tumeur était formée par le placenta, la trompe représentait le pédicule. L'hémorrhagie du petit bassin cèda au tamponnement de la cavité. La malade a guéri sans incidents.

Observation 54
(Muratow, *C. f. Gyn.*, 1886).

Muratow nous rapporte un cas de laparotomie pour grossesse extra-utérine, avec engagement du pied fœtal dans la cavité du bassin et extirpation du sac.

Femme âgée de 31 ans, mariée depuis douze ans. Elle a eu 3 grossesses, et aurait fait à son avis une fausse couche en juin 1884. A cette époque, il y eut une péritonite aiguë avec douleurs dans le bas-ventre et hémorrhagie par les parties génitales. La menstruation avait cessé néanmoins pendant deux mois, et quelques jours auparavant la malade avait rendu un caillot sanguin par le vagin. Le ventre était gros; on sentait à travers la paroi abdominale une tumeur de 24 centimètres de diamètre, et distante d'environ 4 doigts de l'utérus augmenté de volume. On ne percevait aucun bruit du cœur fœtal. Le col utérin ouvert permettait d'introduire l'index dans sa cavité, et laissait écouler du sang. On sent dans la cavité du vagin une sorte de gâteau de paramétrite. Les accidents augmentant encore au bout de trois semaines, elle vient se présenter à Moscou pour être opérée d'une tumeur de l'ovaire. A peine arrivée, la malade a une poussée de paramétrite avec exsudat assez abondant. L'examen permit le diagnostic exact.

Laparotomie. L'opération est faite le 21 octobre 1884. On fait une incision de 17 centimètres de long, et on détruit avec la main des adhérences légères de la tumeur avec la vessie, l'utérus et l'intestin. Pas de sang épanché pendant ces manœuvres. L'utérus et les ovaires sont à leur place normale, le pédicule de la tumeur mesurait 20 centimètres de large, était assez épais et avait la direction du ligament large.

La ponction n'amène pas de résultats, et on est obligé d'élargir l'ouverture avec le doigt; il sort un liquide fétide, et on sent une main d'enfant dans la cavité. Muratow fixe les parois de la poche à la peau, élargit l'ouverture primitive, et extrait un fœtus macéré de 7 mois. Après avoir fait une ligature préalable, il coupe le cordon ombilical. Le sac fœtal fut attiré au dehors et, après un examen attentif et répété du pédicule, fut morcelé en 9 segments et lié avec du catgut très fort. Des ligatures au catgut furent placées sur les vaisseaux du pédicule; à ce moment, aucun vaisseau ne pouvant plus donner, Muratow fait la toilette du pédicule et de la cavité péritonéale; il met des drains, et suture la paroi abdominale, puis fait un pansement antiseptique.

Suites de l'opération : le onzième jour, survient une garde-robe suivie de douleurs dans le bas-ventre; la température s'élève à 38°,6 et se maintient oscillante entre 37°,6 et 39°,7. Inflammation et abcès dans un des points inférieurs de la suture. La malade ressent quelques douleurs vagues irradiées dans le bas-ventre.

Le 3 novembre, le fond de l'utérus immobilisé est appliqué contre la symphyse pubienne, et un gâteau de péritonite se dépose sur le rectum; la malade finit par guérir.

Observation 55

(Olshausen, *Soc. obst. et gyn. de Berlin*, 1888).

La laparotomie fut pratiquée le 1er novembre, trois semaines avant la fin supposée de la grossesse. On trouva l'enfant vivant au milieu des anses intestinales. Le placenta était adhérent au ligament large droit et aux parois du petit bassin. Le sac peu adhérent, surtout au niveau du placenta. Olshausen lia les adhérences au placenta, les pédiculisa et les enlèva. On constata alors que le sang était fourni par la veine utéro-ovarienne qu'on put lier après l'avoir isolée des membranes qui la recouvraient dans la cavité de Douglas. On ferme complètement la plaie abdominale. La mère eut de la fièvre le neuvième jour par suite d'un abcès qui s'était formé dans un point de suture. Au bout de cinq semaines, la malade paraissait guérie avec une fistule due au fil. Huit semaines après, une deuxième opération de laparotomie fut pratiquée pour des accidents de sepcémie. Celle-ci fut suivie d'une prompte guérison.

Observation 56

(Olshausen, *Deutsche Medic. Woch.*, 1890).

La laparotomie fut pratiquée dix semaines après la mort du fœtus; la fièvre était persistante, et la malade dans un mauvais état général. Le placenta fut laissé en place, et la cavité du sac fut laissée en communication avec la plaie de la paroi, et bourrée de gaze iodoformée. La femme fut guérie au bout de trois mois.

Observation 57

(Olshausen, *Deut. Medic. Woch.*, 1890).

La laparotomie fut pratiquée dix semaines après la

mort du fœtus, survenue au huitième mois. Le placenta fut laissé en place, et on pratiqua un drainage du sac. La femme guérit.

Observation 58
(Olshausen, *Deut. Med. Woch.*, 1890).

Un cas de laparotomie pratiqué à terme, l'enfant étant vivant. Le diagnostic était fait depuis le 4e mois. Le placenta, qui avait été laissé en place, se détache spontanément après quelques jours. L'enfant était mal conformé et mourut 1 heure 1/2 après sa naissance. La guérison fut lente, et elle ne survint qu'après des accidents multiples.

Observation 59
(Olshausen, *Deut. Med. Woch.*, 1890).

La laparotomie fut pratiquée dix semaines après la mort du fœtus, qui était survenue au 8e mois. Le placenta fut détaché facilement, et on procéda à un drainage du sac. La femme guérit.

Observation 60
(Olshausen, *Deut. Medic. Woch.*, 1890).

Laparotomie pratiquée à la suite d'une grossesse tubaire interligamenteuse droite. Le fœtus était mort. Le sac fut extirpé totalement. La femme guérit.

Observation 61
(Olshausen, *Deutsch. Medic. Woch.*, 1890.)

Laparotomie pratiquée trois semaines après la rupture du sac au 8e mois. On trouve un fœtus mort. La femme guérit.

OBSERVATION 62

(Olshausen, *Deutsch. Medic. Woch.*, 1890).

La laparotomie fut faite au 11e mois. Le fœtus était mort au milieu de la grossesse. On extirpa le sac et son contenu. La femme guérit.

OBSERVATION 63

(Orthmann).

Femme âgée de 39 ans. On avait porté le diagnostic suivant : salpingite droite. La laparotomie avait été jugée nécessaire. On trouva une grossesse extra-utérine tubaire d'un mois avec sac. La femme guérit.

OBSERVATION 64

(Orthmann).

Femme âgée de 44 ans. Elle présentait une grossesse extra-utérine de 2 mois. On pratiqua une laparotomie; la trompe et le sac furent enlevés. La femme guérit.

OBSERVATION 65

(Orthmann).

Femme âgée de 33 ans présentant une grossesse tubaire de deux mois. La laparotomie fut tentée. On fit un drainage vaginal et des injections antiseptiques. La femme fut prise de fièvre, et mourut 4 jours après d'hémorrhagie.

OBSERVATION 66

(Orthmann).

Femme âgée de 35 ans. A la suite du diagnostic qui faisait conclure à une grossesse extra-utérine droite, on pratiqua la laparotomie. La trompe contenant le sac fut enlevée. La femme guérit.

Observation 67
(Orthmann).

Femme âgée de 26 ans. Le diagnostic fut le suivant : hématocèle. Une ponction vaginale fut jugée nécessaire. La température s'éleva le 10e jour. On procéda à une laparotomie. On trouva une grossesse tubaire rompue. La trompe fut extirpée. La femme guérit.

Observation 68
(Orthmann).

Femme âgée de 32 ans, ayant une grossesse tubaire droite. La laparotomie fut faite. On extirpa les deux trompes et les deux ovaires. Le 6e jour, la température de la malade s'étant considérablement élevée, on procéda à une seconde laparotomie. On trouva des signes de péritonite. La femme mourut.

Observation 69
(Orthmann).

Femme âgée de 32 ans, pour laquelle on avait fait le diagnostic de tumeur ovarienne. La laparotomie fut faite. On se trouva en face d'une grossesse tubaire gauche. La malade fut atteinte d'accidents septiques. Elle guérit.

Observation 70
(Orthmann).

Femme âgée de 39 ans, ayant une tumeur ovarienne; la laparotomie fait constater une grossesse tubaire gauche avec kyste de l'ovaire. Extirpation de la trompe. La femme guérit.

OBSERVATION 71
(Orthmann).

Femme âgée de 32 ans. Le diagnostic n'est pas très sûr : on croit à une grossesse tubaire gauche. On fait une laparotomie. On trouve une grossesse tubaire et une salpingite du côté opposé. On extirpe les deux trompes. La femme guérit.

OBSERVATION 72
(Orthmann).

Femme âgée de 33 ans, ayant une grossesse tubaire. La trompe et son contenu furent extirpés. La femme guérit.

OBSERVATION 73
(Rosthorn, *Wiener Klin. Woch.*, 1890).

Laparotomie faite à la suite d'une grossesse extra-utérine. On trouve un fœtus de 0^m47 mort et même macéré. Le placenta et le sac furent laissés en place; ils s'éliminèrent consécutivement par des fistules abdominales. L'opération avait été faite très tardivement par suite d'une erreur de diagnostic. Guérison.

OBSERVATION 74
(Rosthorn, *Wiener Klin. Woch.*, 1888).

Rosthorn ayant diagnostiqué une tumeur de l'utérus ou de l'ovaire, procéde à une laparotomie et trouve une grossesse extra-utérine. On pédiculise la tumeur en l'isolant de l'utérus et de la trompe à l'aide de ligatures élastiques. On extirpe la presque totalité du sac et on fait un drainage et une compression. La femme guérit.

OBSERVATION 75
(Sacré, *Soc. obst. et Gyn. de Bruxelles*, 1889).

La laparatomie fut faite un mois après la cessation des mouvements de l'enfant ; ce dernier adhérait fortement au sac et aux parties voisines. L'extraction fut difficile. Le ventre fut refermé après lavages antiseptiques et drainé. Mais pendant l'opération, il se produisit une lésion du côlon, qui se perfora et donna secondairement issue à des matières fécales. Le sac finit par s'éliminer ; et la fistule colique finit par s'oblitérer.

OBSERVATION 76
(Sandner, *Munscher Medic. Wosch.*, 1887).

Femme, âgée de 32 ans, ayant déjà eu une grossesse il y a sept ans. Depuis, les règles sont venues régulièrement. Une seconde grossesse survint il y a quatre ans, et une troisième il y a deux ans. Dans cette dernière, l'accouchement eut lieu à huit mois : l'enfant fut trouvé mort, il avait le cordon enroulé autour du cou. Pendant cette dernière grossesse, la malade avait ressenti des douleurs semblables à des crampes, dans tout le côté gauche du corps. La dernière époque date de décembre 1886, et depuis la femme se croit enceinte. Le 28 janvier, elle est prise brusquement de douleurs très vives dans le ventre, avec frissons et refroidissement des extrémités. Sandler, qui la voit le jour même, constate qu'elle présentait tous les signes d'une hémorrhagie interne qu'il attribue à la rupture d'une grossesse extra-utérine. Il attendit jusqu'au soir pour opérer, et se décida après plusieurs nouvelles hémorrhagies internes. A l'ouverture de la cavité péritonéale, il s'est produit un écoulement de sang liquide et de suite l'opérateur se mit à la recherche de la trompe gauche, y trouva une perforation, la résèqua et la lia. Il procèda alors à un lavage du péritoine avec le sublimé, et à l'extraction des caillots. L'opération avait duré une demi-heure. Il n'y eut pas de complications à la suite. La malade put reprendre sa vie habituelle trente jours après.

Observation 77

(Stadfelt, *Hospitals Tidende*, 1886).

Laparotomie avec diagnostic de grossesse extra-utérine, l'enfant vivant. L'enfant, d'abord asphyxique, se met bientôt à respirer. Bien qu'il n'y eut pas d'hémorrhagie, on laisse le placenta en place. La mère meurt 38 heures après.

Observation 78

(Schustler, *Wiener Medical Wochensch.*, 1887).

Femme de 33 ans, bien réglée depuis l'âge de 16 ans, ayant déjà eu quatre grossesses normales. Les dernières règles eurent lieu en décembre 1884; ne les voyant plus revenir, la patiente croit être enceinte. Dans les mois d'août et de septembre 1885 elle prétend avoir senti les mouvements de l'enfant, mouvements qu'elle a appris à connaître dans des grossesses antérieures, mais depuis le commencement d'octobre de la même année, ils ne se sont plus manifestés. A cette période, se produisirent des hémorrhagies internes. Le volume du ventre continuant à augmenter et devenant gênant, elle se présente à la clinique.

Le 21 novembre 1885, examen à la clinique. On fait le diagnostic de kyste de l'ovaire gauche. Le 24 novembre 1885, on fait la laparotomie. On trouve une tumeur adhérant légèrement à la paroi abdominale. Après avoir fait une ponction de la poche, on élargit l'orifice avec le doigt : il en sort un fœtus macéré et en morceaux ; à l'aide de quelques ligatures, on arrête le sang de l'incision, et Dittel fixe les lèvres du sac aux lèvres de la paroi abdominale. Les suites de l'opération sont bonnes, le placenta s'élimine par morceaux. Le 25 février 1886, il existait encore une fistule de 10 centimètres de longueur. Les règles vinrent en juillet 1886. A partir de cette époque, la malade jouit d'une bonne santé, mais elle présenta une éventration abdominale.

Observation 79

(Slawiansky, *Soc. ob. St-Pétersbourg*, 1889).

Dans ce cas, la laparotomie fut faite trois mois après la mort du fœtus. L'opérateur dut enlever l'appendice iléo-cæcal, toutes les annexes de l'utérus et le sac qui renfermait un fœtus à terme, macéré. La cavité abdominale ne fut pas drainée. La femme guérit.

Observation 80

(Spaeth, *Zeitschrif f. Geburtshilfe und Gyn.*, 1889).

Laparotomie pour grossesse tubaire datant de quatre mois. Extirpation totale du sac et de l'ovaire correspondant. La femme guérit rapidement.

Observation 81

(Spaeth, *Zeitschrtif f. Geburtshilfe und Gyn*, 1889).

La laparotomie est pratiquée par suite d'une hémorrhagie causée par la rupture de la trompe. On ne trouve pas de fœtus. La femme guérit.

Observation 82

(Spaeth, (*Zeischrift f. Geburshilfe und Gyn.*, 1889).

Femme, âgée de 42 ans, ayant déjà eu six grossesses

normales. Le diagnostic est très incertain. On fait une laparotomie pour grossesse tubaire de trois mois. On extirpe totalement la trompe et son contenu. La femme guérit.

Observation 83

(Spaeth, *Zeitschritf f. Geburtshilfe und Gyn.*, 1889).

Femme âgée de 24 ans, ayant eu, il y a six ans, une grossesse normale. Les dernières règles eurent lieu le 30 octobre 1886. Jusqu'au 25 décembre, il n'y eut aucun malaise. A cette époque survinrent de violentes douleurs avec collapsus, elles furent suivies d'une hémorrhagie par les voies génitales Au commencement d'avril, la patiente perçut les mouvements du fœtus et depuis elle eut des poussées douloureuses.

Elle entre le 20 juin 1887, à terme. On sent les mouvements de l'enfant. La malade se plaint de vives douleurs dans le ventre. On constate des phénomènes de septicémie. Le diagnostic est fait.

Elle est opérée le 26 juin par laparotomie. On trouve l'enfant libre dans la cavité abdominale, il mesure 44 centimètres de longueur, et pèse 2 k. 100 grammes. Le sac, très adhérent, est laissé en place, mais on le tamponne, d'après la méthode de Freund. Le placenta est saupoudré avec du tannin salicylé. L'enfant, mal formé, et d'abord asphyxique, respire cependant au bout d'un instant, mais il meurt rapidement, au bout de vingt-quatre heures, bien qu'il eût été placé dans une couveuse. Malgré les précautions prises, la femme meurt de septicémie le lendemain.

Observation 84

(Treube, *Zeitschrift f. Geburtshilfe und Gynæk.*, 1888).

Femme âgée de 34 ans, entre à la clinique le 30 mars

1887. Elle a déjà eu une couche régulière il y a quatorze ans.

Depuis ce temps, les règles sont venues régulièrement. A la fin de septembre 1886, elle fit une chute sur le ventre, et depuis elle eut des troubles douloureux par crises dans le ventre. Au commencement de janvier, elle eut une crise de douleurs à la suite de laquelle elle rendit une caduque. Son ventre grossissait lentement. Au milieu de mars survinrent de nouvelles crises douloureuses avec des signes de péritonite (fièvre, vomissements, sensibilité exagérée du ventre à la pression). Puis les accidents se calmèrent, à tel point que la femme put supporter un voyage de quatre heures en chemin de fer. Dans le service de Treube, elle eut encore quelques accidents, et notamment quelques accès fébriles.

Le 28 mai, Treube considérant qu'elle approche de la fin de sa grossesse, fait la laparotomie. Le sac, sillonné de gros vaisseaux, est uni au péritoine pariétal par des adhérences épaisses et vasculaires. Le placenta était placé en avant; il était inséré sur toute sa longueur, malgré une hémorrhagie assez abondante, on le décolle avec la main. A ce moment, il s'écoule une petite quantité de sérosité. L'enfant est immédiatement saisi par les pieds et extrait. On arrête l'hémorrhagie du placenta en en comprimant fortement avec la main les deux moitiés. On décolle facilement la partie placentaire du sac et ses adhérences avec le péritoine, et on le sectionne aux ciseaux. Il se produit alors, sur la partie gauche, une hémorrhagie qu'on arrête avec les pinces de Péan. Le sac était tellement adhérent, à droite et à gauche au péritoine pariétal, qu'il fournit une surface absolument confondue. Sur la ligne médiane, immédiatement au-dessus de la symphyse, l'adhérence était beaucoup moins solide. Cependant on renonca à détacher plus complètement le sac.

On en réséqua en haut une partie, et on étendit cette résection jusqu'aux adhérences avec l'intestin. On nettoie rapidement la cavité péritonéale dans laquelle il n'était tombé que peu de sang. On saupoudre d'iodoforme l'intérieur du sac et on en fixe les bords aux lèvres de la plaie abdominale. Après que les membranes eurent été enlevées en totalité du sac, toute la cavité fut iodoformée et tamponnée, par le procédé de Mickulicz.

Après avoir eu des accidents dus à la lenteur de la rétraction de la poche, la malade finit par guérir. L'enfant vécut également, et il grandit très bien.

Observation 85

(Treube, *Zeitschrift f. Geburtshilfe und Gynæk.*, 1888).

Dans un autre cas, Treube voulut attendre que l'enfant fût à terme, pour sauver à la fois la mère et l'enfant. Mais celle-çi fut prise d'accidents fébriles ; les mouvements du fœtus cessèrent d'être perçus. Il voulut attendre pour intervenir que ces accidents eussent cédé et que le placenta fût entièrement oblitéré, si bien qu'il n'opéra que lorsque la malade était moribonde. Malgré une opération simple et sans accidents, la malade mourut d'épuisement quelques heures après.

Treube conclut qu'il aurait dû intervenir plus tôt.

Observation 86

(Truzzi, *Gazette médic. de Turin*, 1889).

Laparotomie pratiquée à la deuxième moitié de la grossesse. L'enfant était mort et macéré; on enlève la moitié du sac, et on bourre l'autre moitié d'iodoforme. Le reste du sac et le placenta s'éliminent lentement après suppuration. La guérison est assez lente.

Observation 87
(Veit, *Soc. obst. gyn. de Berlin*, 1887).

Laparotomie pour grossesse tubaire rompue. On ne peut trouver le fœtus. Extirpation totale de la trompe. La malade guérit.

Observation 88
(Wasseige, *Acad. Royale Belge*, 1885).

Laparotomie pour grossesse extra-utérine datant de douze mois. On trouve le fœtus macéré dans un liquide contenant des bulles de gaz d'odeur fétide. On laisse en place une partie du placenta. La femme meurt le dix-neuvième jour par hémorrhagie secondaire.

Observation 89
(Nyberg *Centralblatt f. Gyn.*, 1888).

On pratique une laparatomie pour hématocèle. La femme était en pleine péritonite. L'œuf et la trompe sont extirpés. Les phénomènes de péritonite s'arrêtent immédiatement. La femme guérit.

Observation 90
(Nyder, *Congrès de Zurich*, 1889).

Laparotomie pour grossesse extra-utérine de dix mois Le fœtus était mort. On eut de grandes difficultés pour extraire le placenta. La femme guérit rapidement.

Observation 91
(Zajaitsky, *C. l. Gyn.*, 1888).

Femme âgée de 25 ans. Les dernières menstruations

eurent lieu à la fin d'octobre 1887. Les signes de grossesse se manifestèrent, et au bout de quatre mois la malade perçut les mouvements du fœtus. Ils cessèrent le 24 avril. Le ventre diminua à partir de cette époque, et les douleurs devinrent de plus en plus aiguës. Les seins sont petits et mous. On fait le diagnostic suivant : Grossesse extra utérine avec enfant mort.

Le 31 mai survinrent des accidents de péritonite qui causent à la malade beaucoup de douleurs.

Le 8 juin on pratiqua la laparotomie. Au milieu de néomembranes récentes, on trouve le fœtus tombé hors du sac, noir et macéré. Il était placé de telle façon qu'il était impossible de le sentir à l'exploration. Le sac était formé par la trompe de Fallope, enveloppée de fausses membranes. Impossible d'énucléer le sac et le placenta. Zajaitskiy fit une ligature en masse ; mais une hémorrhagie par le placenta se déclara après la section ; il détruisit alors les fausses membranes qui enveloppaient le sac, et draina par le vagin. La malade sortit guérie le 1er juillet.

Observation 92

(Zucker, *Cent. f. Gyn.*, 1888).

Femme âgée de 32 ans. On fait une laparotomie pour hématocèle et grossesse extra-utérine. On trouve un épanchement de sang dans le petit bassin, fourni par une déchirure du tiers moyen de la trompe droite. On découvrit le fœtus dans un caillot situé dans l'abdomen. La trompe fut extirpée entre deux ligatures. La malade mourut d'épuisement le lendemain de l'opération.

Observation 93

(Englander, *C. f. Gyn.*, 1888).

Une laparotomie est pratiquée par Martin pour un

cas de grossesse tubo-abdominale de quatre mois. Le sac et le placenta sont extirpés. On fait un drainage. La femme guérit.

Observation 94

(Chrobach, *Th. inaug.*, Berlin, 1887).

Laparotomie. On enlève le fœtus macéré et siégeant dans le cul-de-sac de Douglas. Le placenta et le sac sont extirpés. La malade guérit.

Observation 95

(Chrobach, *Th. inaug.*, Berlin, 1887).

La laparotomie est pratiquée pour une grossesse extra-utérine de quatre mois. Une hémorrhagie du placenta se déclare, à la suite de laquelle celui-ci est extirpé. Le sac fut drainé par la paroi abdominale et le vagin. Une fistule persista pendant huit semaines. La malade guérit.

Observation 96

(Kusnesky, *Mémoires de l'Académie de Kasan*, 1886).

On fait une laparotomie pour un lithopédion de six ans, qui était la cause de douleurs intolérables. La femme guérit.

Observation 97

(Kusnesky, *Mémoires de l'Académie de Kasan*, 1886).

Dans ce cas, la laparotomie est faite pour une grossesse tubaire un an après la cessation des mouvements du fœtus. La femme guérit.

Observation 98

(Obalinsky, *Centr. f. gyn.*, 1886).

Chez une malade atteinte de grossesse extra-utérine

rompue, on voit se manifester des symptômes d'obstruction intestinale. On pratique une laparotomie. La femme mourut.

Observations 99 et 100
(Matlakowski, *Arch. f. gyn.*, XXXVIII).

Deux cas de laparotomie pour grossesse extra-utérine tubaire. Tous deux furent suivis de guérison.

Observation 101
(Matlakowski, *Brit. medic. Journal*, 1890).

Une laparotomie fut pratiquée pour une grossesse extra-utérine. On perfore la vessie ; on la suture immédiatement avec du catgut, et on la draine. On incise alors le cul-de-sac, par la voie vaginale, et on en extrait un fœtus de quatre mois. On laisse le placenta et le cordon dans le sac ; on draine ce dernier, et on le lave avec de l'acide salicylique. Un mois après, la malade sort totalement guérie.

Observation 102
(Boldt, *Brit. medic. Journal*, 1888).

Laparotomie pour grossesse extra-utérine. La tumeur adhérait fortement à l'intestin. Le sac présentait des parois très épaisses, et on eut beaucoup de peine à le fixer à l'ouverture de la paroi. On trouve un fœtus mort de 6 mois. La malade succomba quelques jours après.

Observation 103
(Goffe, *Brit. medic. Journal*, 1888).

Laparotomie. On extrait la trompe gauche ; on trouve un fœtus avec son placenta, très petits. La mère guérit.

Observation 104

(Eastmann, *Brit. medic. Journal*, 1889).

Laparotomie pour grossesse extra-utérine diagnostiquée. On ouvrit le sac, et on put en extraire un enfant vivant. Malgré de grandes difficultés déterminées par la friabilité du sac et ses adhérences aux organes voisins, on put l'isoler et même lui constituer, ainsi qu'à la trompe, une sorte de pédicule après avoir fermé celle-ci à son extrémité utérine par une forte ligature. On sectionne le tout au-dessus du pédicule. Après un lavage du péritoine, on referme le ventre. La femme guérit peu de temps après.

Observation 105

(Champneys, *Brit. medic. Journal*, 1887).

Laparotomie pratiquée pour grossesse extra-utérine au septième mois. Le placenta fut laissé en place; il commença à se détacher le trente-deuxième jour. Des signes de septicémie se manifestèrent, et la malade fut rapidement emportée par des accidents de cette nature.

Observation 106

(John Williams, *Brit. medic. Journal*, 1887).

Laparotomie faite pour grossesse extra-utérine parvenue à la trente-troisième semaine. On extrait du sac incisé un enfant vivant. Le placenta fut laissé en place. La malade ne guérit que très lentement.

Observation 107

(Mac-Naught, *Brit. medic. Journal*, 1888).

A la suite d'accidents suraigus dus à la rupture d'une grossesse extra-utérine, on pratique une laparotomie.

On trouve une grande quantité de sang dans la cavité abdominale, et une hématocèle avec fœtus dans le cul-de-sac de Douglas par suite d'une rupture de la trompe. On suture la trompe et on l'extirpe. Malgré les lavages de la cavité, des accidents consécutifs dus à une mauvaise, antisepsie se produisirent. La malade finit cependant par guérir.

OBSERVATION 108

(Chenowerth, *Amer. J. of Gyn.*, 1889).

Laparotomie pratiquée pour kyste de l'ovaire supposé. On tombe sur un sac de grossesse extra-utérine, qui put être enlevé en masse. La malade finit par guérir.

OBSERVATION 109

(Cullingworth, *Amer. J.*, 1889).

On pratique une laparotomie pour grossesse extra-utérine, huit mois après la mort du fœtus. Le sac était formé par la trompe et le ligament large du même côté. Le placenta fut décollé sans hémorrhagie; on trouva le fœtus adhérant à la paroi du sac. Une partie du sac fut enlevée ; l'autre partie fut fixée à l'ouverture de la paroi abdominale et drainée. La femme guérit.

OBSERVATION 110

(Currier, *Amer. J. of medic. Obst.*, 1887).

La laparotomie fut faite sans diagnostic, pour tumeur du ventre. On trouva une grossesse dans une trompe, avec un fœtus vivant de cinq mois. Incision du sac et extirpation du placenta. La mère guérit.

OBSERVATION 111 ET 112

(Fœrster, *Amer. J. of Obst.*, 1890).

Deux cas de laparotomie pour grossesse extra-utérine,

qui furent suivis de guérison. L'opération fut pratiquée après la rupture du sac, dans les deux cas.

Observation 113 et 114
(Fœrster, *Amer. J. of Obst.*, 1890).

Deux cas de laparotomie suivis de mort. Dans l'un, la femme était complètement mourante au moment de l'opération ; dans l'autre cas, l'opération fut faite sans diagnostic.

Observation 115
(Fœrster, *Amer. J. of Obst.*, 1890).

Dans ce dernier cas, la malade mourut subitement d'hémorrhagie intra-péritonéale presque immédiatement après l'opération.

Observation 116
(X..., *Amer. J. of medic. Assoc.*, 1890).

Une laparotomie fut faite sans diagnostic. On trouve une grossesse dans la trompe gauche. Celle-ci fut extirpée en totalité. La femme guérit.

Observation 117
(Goodel, *Amer. J. of medic. Assoc.*, 1890).

La laparotomie fut faite pour une grossesse tubaire. Le fœtus était vivant, et avait quatre mois. Il succomba immédiatement après l'extraction. Le placenta et le cordon furent laissés en place. La femme mourut de septicémie, quelques jours après.

Observation 118
(Goodel, *Amer. J. of medic. Assoc.*, 1890).

Laparotomie pratiquée pour grossesse extra-utérine.

La malade est en proie à des accidents septiques. On trouve un enfant en pleine décomposition. Pas de trace du placenta. La femme mourut quelques jours après, à la suite d'une violente dispute avec son mari.

Observation 119
(Gordon, *Amer. J. of medic. Assoc.*, 1890).

Laparotomie pratiquée pour grossesse extra-utérine six mois après la mort du fœtus ; ce dernier avait succombé à trois mois, et avait déterminé à ce moment une violente péritonite. La guérison fut absolue.

Observation 120
(O'Harra, *Obst. Soc. of. Philadelphie*, 1886).

Laparotomie pour grossesse extra-utérine, ayant déterminé la rupture de la trompe le trente-troisième jour. La femme guérit.

Observation 121
(Hermann, *Brit. medic. J.*, 1888).

Deux heures après l'apparition de symptômes de péritonite suraiguë et d'hémorrhagie interne, dus à la rupture d'une grossesse tubaire, on pratiqua une laparotomie. L'incision donne issue à une grande quantité de sang. On trouve un fœtus de quatre mois dans ses membranes, au milieu des anses intestinales, et encore adhérent par son cordon. Le placenta, qui adhérait à la trompe droite, fut enlevé avec elle. On mit un drain dans le cul-de-sac de Douglas, et on l'y laissa pendant vingt-quatre heures. La guérison fut complète.

OBSERVATION 122
(Kelly, *Obst. Soc. of Philadelphie*, 1886).

De vives douleurs étant déterminées par une grossesse extra-utérine, on pratiqua la laparotomie. Le sac et son contenu furent extraits. La malade guérit rapidement.

OBSERVATION 123
(Littlevood, *Lancet*, 1886).

Femme âgée de 37 ans, ayant déjà eu trois enfants ; la présente grossesse datait d'après elle, de neuf mois. A la laparotomie, on fit une incision de cinq pouces ; on ne trouva pas de liquide dans l'abdomen. Littlevood introduit alors la main dans la cavité abdominale et trouve un fœtus mort depuis quelques semaines. Il put l'extraire sans difficulté. Il n'osa point faire les tractions nécessaires pour décoller le placenta qui resta en place. Il fut expulsé spontanément avec le sac, vers le huitième jour. La malade guérit, mais elle présenta pendant longtemps un trajet fistuleux.

OBSERVATION 124
(Lusk, *Med. Record*, 1886).

La laparotomie fut retardée par le refus de la malade d'être opérée plus tôt. Elle fut opérée, en proie à des signes d'infection. Ouverture du sac qui adhérait aux organes voisins et renfermait un fœtus macéré. Drainage du sac. La malade recouvra très lentement la santé.

OBSERVATION 125
(Meadows, *Medical Record*, 1886).

Laparotomie pratiquée pour grossesse extra-utérine

ayant débuté il y a deux ans. On extrait un fœtus très macéré. Les parois du sac laissé en place furent suturées à la paroi. Guérison lente.

Observation 126

(Mac Lean, *American Journal of Obst.*, 1891).

Une laparotomie pour grossesse extra-utérine fut pratiquée trois mois après la mort du fœtus, qui avait succombé à terme. A l'aide du doigt, on décolla le placenta morceau par morceau. Il ne se produisit pas d'hémorrhagie. La malade guérit.

Observation 127

(Mac Murty, *Assoc. des acc. et gyn. américains*, 1889).

Laparotomie pratiquée pour une grossesse extra-utérine. La trompe était rompue. Le fœtus siégeait dans le petit bassin, au milieu d'une masse de caillots. Extirpation totale du sac. Guérison.

Observation 128

(Palmer, *American Journ. of medic. Assoc.*, 1890).

Femme âgée de 41 ans. A la suite de deux poussées de péritonite, elle subit un examen sérieux et on diagnostiqua une rupture du sac dans le cours d'une grossesse extra-utérine. Le 27 août, fut faite dans l'abdomen, une ouverture capable de laisser passer la main; l'épiploon et l'intestin grêle formaient une masse adhérente avec la vessie au fond de l'utérus et à la paroi abdominale. Une fois les adhérences détruites, il s'écoula une certaine quantité de sang noirâtre, et le fœtus, sorti par la paroi antérieure de la trompe, fut trouvé fixé entre le cæcum et la vessie. Le placenta adhérait à la partie postérieure du rectum et du ligament large et occupait la moitié droite de la cavité pelvienne. Le fœtus fut extrait; mais au moment de décoller le placenta, survint une hémorrhagie, que l'on arrêta par l'application de pinces et les ligatures. On extirpa la trompe et l'ovaire du côté malade, et on referma le ventre, sans pratiquer de drainage. La malade guérit très rapidement, malgré un abcès superficiel de la paroi.

Observation 129
(Parvin, *Am. Journ. of medic. Sc.*, 1890).

Laparotomie pratiquée pour une grossesse extra-utérine de trois mois. La trompe et son contenu furent extirpés. La femme guérit en quelques jours.

Observations 130 et 131
(*Comptes-rendus de la Société gynécologyque de New-York*, 1889).

Deux observations de grossesse extra-utérine. La laparotomie fut pratiquée dans les deux cas et elle fut suivie de guérison.

Observation 132
(Reeves, *Lancet*, 1890).

Femme âgée de 39 ans, ayant eu quatre enfants et une fausse couche. La dernière grossesse avait eu lieu douze ans auparavant. Elle entre à l'hôpital pour une tumeur siégeant au centre de l'abdomen et accompagnée de vives douleurs locales. On se trouve en présence d'une tumeur molle, élastique, très proéminente en avant; pas de fluctuation. Le corps de l'utérus était sans connexion avec la tumeur, mais était ramolli; on ne trouvait ni souffle utérin, ni ballottement. La malade pense avoir fait une fausse couche en mai 1889, mais son abdomen n'a fait que s'accroître depuis cette époque; elle prétend avoir senti des mouvements du fœtus en octobre et en novembre. On procède alors à l'ouverture de l'abdomen; la tumeur est ponctionnée avec un trocart. Il se produit un écoulement de 3 onces d'un liquide jaunâtre et épais. Le doigt, introduit dans l'ouverture du trocart, sent l'épaule et la tête d'un fœtus. On extrait le fœtus et ses membranes. On ne trouve pas de trace de l'ovaire gauche. Le tube à drainage fut laissé pendant trois jours. La malade guérit.

Observation 133

(Richardson, *Boston med. chir. Journal*, 1889).

Madame B..., âgée de 36 ans, entre à l'hôpital le 20 juin 1888. L'opération fut pratiquée le 22 juin. On fit une incision de trois doigts environ, sur la ligne blanche, entre l'ombilic et le pubis. On tomba sur une tumeur vascularisée, adhérant de toutes parts à la paroi postérieure de l'abdomen. Le placenta fut trouvé appliqué par son centre sur la bifurcation de l'aorte abdominale; il adhérait par toute sa surface à l'intestin et à la paroi postérieure de l'abdomen. Il était mou et friable. On réussit à en décoller une grande partie sans hémorrhagie, particulièrement la portion qui s'étendait du côté du petit bassin. Un long drain fut placé dans le vagin, à travers le cul-de-sac postérieur, et reposait, par son autre extrémité, au niveau de l'angle inférieur de l'incision abdominale. La femme guérit lentement.

Observation 134

(Richardson, *Boston medical and chir. J.*, 1888).

La laparotomie est pratiquée pour des accidents d'hémorrhagie interne. Une hémorrhagie considérable survint à l'ouverture du ventre. On trouva une grossesse tubaire rompue. Extirpation totale de la trompe et du sac. Guérison.

Observation 135
(Rowan, *Austral. medic. Journ.*, 1888).

Une laparotomie pour grossesse extra-utérine est pratiquée après la mort du fœtus. On extrait un fœtus macéré. Le placenta est enlevé sans difficultés sérieuses. Le sac fut réséqué et enlevé. On mit un drain dans la cavité de Douglas. La femme guérit.

Observation 136.
(Rutledge, *Centralblatt für Gyn.*, 1886).

Le fœtus étant mort au huitième mois, la laparotomie fut pratiquée presque aussitôt après. Le placenta, qui adhérait fortement aux organes voisins, fut laissé en place ; on laissa aussi le sac après une lavage au sublimé. Des morceaux du placenta se détachèrent le onzième jour ; le vingt-huitième jour, survint une hémorrhagie, qui ne cessa que par l'extraction des derniers débris du placenta. La femme guérit.

Observation 137
(Taft, *Medic. Record*, 1888).

La laparotomie est pratiquée par G. Thomas chez une femme de service. Il trouve dans la trompe un fœtus macéré, et à terme. L'opérateur fixe les parois du sac à l'ouverture abdominale et laisse le placenta en place. Au bout de 8 jours, survint une suppuration intense, qui fut suivie d'élimination de la plus grande partie du placenta. Immédiatement après cette élimination, la malade entra en convalescence, et se rétablit rapidement.

Observation 138
(Tait, *Lancet*, 1888).

Femme âgée de 27 ans ; elle vient d'être tenue immobile au lit pendant quelque temps, pour une métrite. Bientôt survinrent des douleurs très vives dans le bas-ventre, et elle s'alite de nouveau, en proie à une péritonite aiguë. On trouve, à l'examen, une tumeur sur le côté gauche de l'utérus. Les accidents de péritonite cèdent, et sont suivis d'une métrorrhagie qui dure 14 jours. L. Tait fit le diagnostic d'inflammation de la trompe. A l'opération, on trouve l'épiploon adhérant à tous les viscères, et en particulier au bas-fond de la vessie. Après avoir rompu toutes les adhérences, on tomba sur une poche qui fut ouverte et qui était remplie de pus fétide ; sa cavité avait le volume d'une orange ; on y trouva un morceau de placenta, et des os de fœtus.

Cette poche, constituée par une dilatation de la trompe, adhérait en arrière au rectum qui la recouvrait en partie. On évacua le contenu du kyste, et la paroi en fut soigneusement grattée et désinfectée. La femme guérit.

Observation 139
(Truttle, *Amer. Journ. of Obst.*, 1887).

Laparotomie pour grossesse tubaire avec rupture du sac et hématocèle intra-péritonéale abondante. La tumeur était formée par le sac adhérant fortement aux ligaments larges, à l'intestin et à l'utérus. On dut l'extraire par morcellement. Il n'y eut pas de complication opératoire. Guérison.

OBSERVATION 140
(Truttle, *Amer. Journ. of Obst.*, 1887).

Laparotomie pratiquée pour une trompe rompue qui avait déterminé une hématocèle. Guérison.

OBSERVATION 141
(Wylie, *Obst. Soc. of Gynæck.*, 1889).

Laparotomie pour grossesse tubaire récente et sans complications. Extirpation de la trompe et du sac renfermant le placenta. Guérison.

OBSERVATION 142
(Trochet, *Annales de Tocologie*, 1888).

Laparotomie faite pour grossesse extra-utérine avec enfant vivant. On trouve celui-ci libre dans la cavité abdominale.

OBSERVATION 143
(Kœberlé, *Ann. de Tocol.*, 1888).

Laparotomie faite après la mort de l'enfant. La mère guérit.

OBSERVATION 144 ET 145
(L.-Championnière, *Soc. chir.*, 1885; Brück d'Alger).

Deux cas de laparotomie pratiqués longtemps après la mort du fœtus, et la mère présentant des phénomènes hectiques. Guérison ; mais des fistules persistèrent pendant longtemps dans les deux cas, au niveau de la paroi abdominale.

OBSERVATION 146
(Bouilly, *Soc. chir.*, 1886)

Dans ce cas, les bruits fœtaux avaient cessé depuis trois semaines quand la laparotomie fut pratiquée. Le fœtus était libre dans la cavité abdominale et parfaitement développé. L'opérateur laissa en place le placenta qui se mettait à saigner, dès qu'on cherchait à le décoller. Il s'élimina de lui-même ultérieurement. La femme finit par guérir, mais très lentement.

Observation 147
(Audry, *Arch. de Toc.*, 1890).

Laparotomie pour grossesse tubaire, le placenta fut laissé en place; il se mortifia et amena une suppuration assez abondante. Malgré les lavages répétés, la malade présenta quelques accidents septiques ; il y eut une fistule abdominale qui fut très lente à se fermer. La malade finit par guérir.

Observation 148
(Elder, *Lancet*, 1890).

Laparotomie pour grossesse tubaire; incision du sac; extirpation totale du placenta ; hémostase par ligatures en masse. Guérison rapide.

Observation 149
(Gilchrist, *Thèse Paris*, 1890).

Laparotomie pour grossesse tubo-ovarienne, pratiquée par Pozzi. Guérison.

2° Observations inédites.

Observation inédite 1.
due à l'obligeance de M. le Dr Picqué.

Grossesse extra-utérine tubo-ovarienne de six semaines à droite. — Pyosalpingite à gauche. — Guérison.

La nommée Augustine C..., 31 ans, fleuriste, entre le

23 août 1888, salle Pascal n° 18, dans mon service à l'hôpital Pascal.

Réglée à 16 ans, depuis lors les époques ont toujours été régulières. Pas de maladies antérieures. En 1878 elle accoucha pour la première fois à terme et d'une façon tout à fait normale. Les suites ont été très bénignes ; la première époque s'est produite six semaines après; la malade cependant accuse depuis cette époque de légères douleurs dans le bas-ventre qui apparaissent de temps à autre et sans raison appréciable.

Le 1er juillet 1888, en se mettant au lit le soir, elle a ressenti pour la première fois sans aucune cause apparente et sans symptôme prémonitoire des crampes dans les cuisses et dans les jambes, accompagnées de douleurs dans le ventre assez vives pour la priver de tout sommeil. Les douleurs n'ont pas cessé depuis cette époque;actuellement, le facies est altéré, l'appétit nul ; il y a de la fièvre le soir.

A l'examen de l'abdomen on ne constate rien de spécial. Le palper semble ne révéler aucune tumeur, mais un peu de douleur à la pression sur les côtes.

Au toucher vaginal, on trouve le col reporté en avant derrière le corps du pubis. L'utérus est immobilisé et repoussé lui-même en avant.

Dans le cul-de-sac postérieur on sent une tumenr à contour arrondi, déprimant fortement le cul-de-sac et faisant saillie dans le vagin.

Cette tumeur occupe surtout la partie gauche du cul-de-sac ; elle est moins saillante sur la ligne médiane et ne forme plus qu'une induration dans la portion gauche. Elle est irrégulière dans sa consistance; elle offre des parties dures limitant des parties plus molles et plus dépressibles.

Le palper bimanuel donne la sensation d'une tumeur unique occupant la portion gauche du petit bassin. On ne perçoit ni fluctuation, ni mobilité

Le toucher bimanuel combiné au toucher rectal donne la notion d'une tumeur arrondie de la grosseur du poing située à gauche et faisant une forte saillie dans le rectum. Elle semble plus dépressible de ce côté que dans le vagin.

La température le jour de l'entrée est de 39°.

Je diagnostique une pyosalpingite à gauche et probablement une pyosalpingite du côté droit.

La malade est opérée le 2 septembre 1888. Incision sur la ligne médiane entre le pubis et l'ombilic. Rien de spécial à noter sur la section de la paroi abdominale. Le péritoine incisé, on constate au-devant de la tumeur quelques adhérences du grand épiploon et quelques adhérences de l'intestin qu'il est facile de détacher.

Cette tumeur devient alors facilement visible. On se dirige de son côté pour explorer son contour. Elle est arrondie, à peu près libre d'adhérences; aussi est-elle facile à attirer à l'extérieur.

Dans les tentatives d'extraction,un point aminci de la tumeur vient à se rompre et une quantité considérable de pus s'écoule dans le péritoine. Les intestins étaient d'ailleurs relevés et protégés par des compresses. La cavité fut aussitôt lavée à grande eau,puis la tumeur fut attirée à l'extérieur. Ligature du pédicule à la soie ; après cautérisation au thermo-cautère et lavage à la solution forte, il est abandonné dans l'abdomen.

A la place de la poche qui vient d'être enlevée, reste une cavité arrondie occupant le côté gauche de l'utérus.

On constate alors que la tumeur,en apparence unique

était en réalité formée par les deux trompes accolées.

La trompe droite est en effet aussi volumineuse que la gauche. Les parois sont plus résistantes, les adhérences moins grandes, de sorte qu'on peut l'extirper facilement. Le pédicule est lié comme précédemment et traité de la même façon.

A la place de la tumeur il reste une grande cavité à parois lisses située en avant du rectum en arrière et à droite de l'utérus. Elle est située sur un plan supérieur à celui de la cavité gauche; on se rend ainsi compte de la sensation de tumeur unique qu'on avait à l'examen. Les trompes enlevées, la cavité péritonéale est lavée largement à l'eau bouillie. Drainage de Mickulicz dans le cul-de-sac postérieur. Suture de la paroi abdominale à la soie.

Pansement compressif ordinaire.

Examen de la pièce. Les parties malades se composent des deux trompes.

La trompe gauche forme une poche remplie de pus. Elle est dilatée dans tout son parcours, excepté au voisinage de l'utérus où son calibre est normal. Les franges de l'orifice péritonéal ont disparu et la poche de l'abcès est close de toutes parts.

La dilatation porte surtout sur la partie moyenne qui constitue une poche ne communiquant avec le reste que par des orifices rétrécis. Les parois sectionnées sont épaissies ; la muqueuse est rouge, tomenteuse; les villosités sont hypertrophiées. L'ovaire gauche est plus gros qu'à l'état normal ; il a une forme plus allongée qu'à l'ordinaire. Il contient une cavité à parois lisses, pleine de sang. Son contour n'est pas adhérent à la trompe.

La trompe droite est volumineuse et pèse 250 gr. ;

une coupe pratiquée de la convexité vers le centre montre trois couches de caillots stratifiés séparées chacune par une bande de tissu organisé, puis à l'extrémité opposée du point où a porté la coupe, on rencontre une cavité close de toutes parts, à parois lisses, brillantes, séreuses, renfermant un liquide clair dans lequel flotte un fœtus. Ce fœtus est d'environ six semaines.

Il est rattaché par un cordon à un placenta inséré sur les parois de la trompe. Si l'on vient à examiner la trompe à partir de son orifice utérin, on se rend parfaitement compte de la position qu'occupe le kyste fœtal. Au point où elle a été sectionnée, la trompe est droite ; son calibre est tout à fait normal et ses parois, ainsi que la muqueuse, n'offrent à l'œil nu aucune altération.

Après un trajet de 2 ou 3 centimètres, elle commence à se contourner et son calibre se dilate. Sa direction est d'abord ascendante puis elle se recourbe en se dilatant davantage et enfin elle se replie de nouveau en se dilatant encore pour constituer le kyste fœtal.

Ce dernier est, en somme, formé aux dépens de l'extrémité libre de la trompe très dilatée.

La poche kystique paraît presque indépendante de la trompe ; elle se laisse facilement décoller de toutes parts, excepté dans le fond où adhère le placenta.

Tout à son pourtour, elle est entourée de strates, de caillots sanguins formant trois lits principaux. Ces strates sont contenues dans la cavité de la trompe qui les limite extérieurement.

Les parois de la trompe sont généralement amincies, surtout au niveau du kyste fœtal. La muqueuse, dans presque tout son parcours est lisse sans stries longitudinales bien marquées. L'ovaire droit est plus petit que le gauche. Il paraît normal par son aspect macroscopique. Comme l'ovaire gauche, il est indépendant de la trompe et ne contracte pas d'adhérences avec elle.

Suites opératoires. Les suites opératoires ont été très simples. Le sac de gaze iodoformée est retiré le troisième jour ; les points de suture sont enlevés le huitième jour.

Observation inédite 2.
due à l'obligeance de M. Picqué.

Grossesse tubaire extra-utérine de cinq mois. — Enfant vivant. — Laparotomie et extraction immédiate du placenta. — Guérison.

La nommée Mathilde L.., 33 ans, chapelière, entre le 3 janvier 1889, salle Pascal, dans mon service à l'hôpital Pascal.

Réglée pour la première fois à 15 ans, mariée à 19. Les époques ont toujours été régulières avant et après le mariage. La dernière période menstruelle date du mois de septembre ; elle s'est signalée par une métrorrhagie qui a duré tout le mois.

Grossesse unique à l'âge de 20 ans : l'accouchement a été long et pénible et fut accompagné de pertes de sang abondantes : la malade a gardé le lit pendant dix jours : la première époque est survenue environ six semaines après l'accouchement, il n'y eut pas de douleur abdominale consécutive.

Il y a cinq ans, les premières douleurs du côté droit apparurent à l'occasion d'une chute ; un an après survint une typhlite (?) qui fut traitée par le régime lacté : les douleurs augmentèrent par la suite, devinrent très aiguës en 1887 et obligèrent la malade à s'aliter.

Il y a environ sept mois, il se produisit une nouvelle

recrudescence des douleurs et depuis quatre mois, la malade a dû cesser tout travail et garder le lit ; c'est à cette époque qu'elle eut cette perte que nous avons indiquée plus haut et qui dura trois semaines ; depuis cette époque les règles ont disparu. A ce moment, elle fut traitée par les injections chaudes et les applications réitérées de vésicatoires sur le ventre. Au mois de janvier les douleurs s'étant notablement aggravées, la malade s'est adressée à l'hôpital.

L'état général est peu satisfaisant ; la malade est amaigrie ; les fonctions digestives sont altérées, l'anorexie est complète ; la constipation opiniâtre, de plus les douleurs sont continuelles, entrecoupées d'accès paroxystiques qui se produisent aussi bien pendant la nuit que pendant le jour ; ce sont des élancements, des douleurs très aiguës siégeant toujours du côté droit, s'irradiant dans tout l'abdomen, ne se calmant pas sous l'influence du repos au lit et produisant une insomnie très pénible pour la malade; la leucorrhée est très abondante.

La miction est très douloureuse et provoque une sensation de vive brûlure, il y a du ténesme vésical. Les urines sont très abondantes, purulentes, et contiennent de l'albumine après décantation.

Examen local. — Le toucher vaginal conduit d'emblée sur une grosse tumeur qui remplit les deux culs-de-sac latéraux, et le cul-de-sac postérieur ; la palpation de l'abdomen permet de constater qu'elle remonte jusqu'à l'ombilic.

Un examen sous chloroforme es tpratiqué le 2 janvier : le col est situé derrière le pubis, il est remonté et affecte la position d'un col refoulé en avant et en haut par une tumeur située en arrière.

Les lèvres du col sont ramollies : l'orifice est transversalement dirigé et permet facilement l'introduction de la pulpe de l'index. Le col est entouré en arrière et sur les côtés par une tumeur fluctuante qui paraît l'immobiliser et qui arrive presque au niveau du museau de tanche, de manière à remplir presque complètement les deux culs-de-sac latéraux et le cul-de-sac postérieur : on peut à peine introduire le doigt dans le cul-de-sac antérieur entre le col et la face postérieure des pubis.

Par la palpation abdominale, on constate que dans les deux fosses iliaques, il existe une tumeur qui s'enfonce dans le petit bassin : à gauche elle paraît présenter une consistance plus dure qu'à droite ; de plus, à un examen superficiel, on pourrait croire qu'elle constitue une dépendance du col. En avant et au-dessus du pubis, si on recherche le corps de l'utérus, on ne le retrouve que très difficilement. Il paraît être de volume normal et dépasse à peine le pubis, il est en antéflexion manifeste. Par la palpation abdominale, on perçoit très nettement une tumeur de consistance dure et élastique sur la ligne médiane, large de trois à quatre travers de doigt et remontant jusqu'à l'ombilic, elle est légèrement mobile latéralement et dans le sens antéro-postérieur. Elle paraît s'élargir à la base en se rapprochant du petit bassin ; de plus elle donne à la main une sensation de crépitation neigeuse qui paraît superficielle.

A droite, on constate la présence de l'intestin qui entoure la tumeur et déborde en avant. L'auscultation de la tumeur ne fournit aucun renseignement.

M. Picqué se décide à pratiquer une laparotomie exploratrice.

L'opération est faite le 8 janvier 1889.

Une très petite incision de 4 centimètres est faite sur la ligne médiane entre le pubis et l'ombilic, une fois le péritoine ouvert on découvre entre l'épiploon et l'intestin des caillots sanguins, qui sont comprimés par la paroi et étalés derrière elle par une tumeur volumineuse. L'incision primitive est agrandie pour délimiter la tumeur qui plonge dans le cul-de-sac de Douglas. L'examen permet de reconnaître l'utérus en avant de la tumeur, utérus antéfléchi qui présente un volume à peu près normal et qui dépasse à peine le pubis ; on reconnaît qu'il s'agit d'une grossesse extra-utérine incluse dans la trompe. En avant et sur la ligne médiane cette sorte de battant de cloche mobile, qu'on percevait par la palpation abdominale, est constitué par le fœtus. Les pieds sont situés en arrière au niveau de la portion fluctuante de la tumeur. Le tout est entouré par une membrane très nette qui n'est autre que la paroi de la trompe gauche énormément dilatée. On ne peut parvenir à découvrir le point où s'est faite la rupture du kyste fœtal et d'où se sont échappés les caillots situés dans la cavité abdominale et dont l'inflammation empêchait d'apprécier par la palpation les parties constitutives de la tumeur. Le kyste est libéré, il présente peu d'adhérences ; mais dans les manœuvres il se produit une rupture qui laisse échapper en partie le fœtus et le liquide amniotique ; c'est à ce moment que se produit une hémorrhagie très inquiétante par son extrême abondance. Avant d'aller plus loin, M. Picqué applique une pince à pédicule sur la corne utérine correspondante. L'hémorrhagie s'arrête de suite et la décortication peut être continuée sans danger. La poche et le placenta sont enlevés complètement, mais successivement, pour faciliter les manœuvres.

Le pédicule est manifestement formé par le ligament

large et la corne utérine. Il est lié avec un fil de soie plat, puis coupé; à la section on constate au niveau de la ligature des vaisseaux volumineux dont plusieurs artères présentent le calibre de l'artère radiale.

Lavage de la cavité abdominale à l'eau bouillie, drainage de Mickulicz, drainage vaginal avec le tube en croix. Suture de la paroi abdominale.

Examen de la pièce. La paroi, comme nous l'avons dit, est formée par la trompe dont la paroi est uniformément épaisse dans presque tous les points. L'ovaire se trouve adhérent à la face interne de la paroi.

Le cordon est long, le placenta présente le volume des deux poings.

Le fœtus présente une longueur de 30 c. ; il est vivant ; les mouvements de la respiration sont très nets ; sa vitalité est notable et il exerce des mouvements de succion sur le doigt qu'on introduit dans sa bouche. Les paupières sont fermées ; les orteils présentent des déviations, ils sont diversement inclinés les uns sur les autres.

Les suites de l'opération sont très bénignes.

Le sac de gaze iodoformée est enlevé le troisième jour, gonflement des seins qui deviennent durs et très douloureux et laissent écouler une petite quantité de lait.

Cet état disparaît le neuvième jour.

Le 14 janvier le tube en croix est retiré.

La malade est complètement guérie le 1er février.

L'état des reins ne laisse pas de nous inquiéter. Le jour de l'opération déjà le cathétérisme de la vessie ramène 1/2 litre d'un liquide purulent ressemblant à celui d'une pleurésie purulente ; l'urine est fétide ; depuis la quantité de pus mélangée à l'urine a diminué.

Au moment de quitter l'hôpital on constate les signes d'une pyélonéphrite à droite.

Trois mois après, la malade revint mourir dans le service de sa pyélonéphrite; l'autopsie permet de constater dans le rein un énorme calcul enchatonné. L'extrémité supérieure du bassinet est entièrement distendue et se présente sous la forme d'une poche purulente communiquant avec la partie inférieure de l'uretère qui est lui-même très distendu et présente les dimensions de l'intestin grêle.

Observation inédite 3.

due à l'obligeance de M. le Dr Picqué et recueillie par M. Baudron, interne du service.

Grossesse extra-utérine tubaire de 5 mois rompue dans le péritoine. — Péritonite aiguë. — Laparotomie. – Guérison opératoire. — Mort de tuberculose pulmonaire 3 mois après.

La nommée S..., 39 ans, blanchisseuse, entre le 31 juillet dans mon service de l'hôpital Pascal, salle Pascal, n° 5.

Il n'existe aucun antécédent héréditaire digne d'être noté.

Pendant son enfance, cette malade signale une fièvre typhoïde à l'âge de 10 ans.

La menstruation s'est établie à 14 ans; les époques ont toujours reparu régulièrement depuis cette époque.

Elle se maria à 22 ans : première grossesse normale à 24 ans 1/2; deuxième grossesse normale à 27 ans. Pas de fausse couche : la malade n'a jamais eu la moindre douleur abdominale.

Au mois d'avril 1889, cessation des règles accompagnée de tous les symptômes d'une grossesse au début.

Pendant les deux premiers mois, il n'y a rien à signaler. Vers le mois de juin elle commence à ressentir des douleurs abdominales, surtout accusées du côté gauche.

Malgré cela la malade continue de vaquer à ses occupations. Le 29 juillet elle est prise subitement d'une douleur abdominale violente, syncopale, de vomissements abondants avec refroidissement des extrémités. Bientôt le ventre se ballonne; il est douloureux au moindre contact. La malade est apportée à l'hôpital Pascal le 31 juillet au matin.

Examen : le météorisme est considérable; le ventre, douloureux à la plus faible pression, est sonore dans sa moitié sus-ombilicale, complètement mat dans sa moitié inférieure jusqu'à 2 travers de doigt au-dessous de l'ombilic. Au toucher vaginal, on constate que l'utérus est mobile,mais dévié à droite. Les culs-de-sac latéraux et postérieurs sont occupés par une tumeur molle et fluctuante dans laquelle le doigt perçoit des parties dures, mobiles. La fluctuation est nettement transmise de la main vaginale à la main abdominale.

Etat général grave. Température 37,4. Pouls, 120. Vomissements porracés. Constipation opiniâtre. Langue sèche. Facies péritonitique.

Le diagnostic de grossesse tubaire rompue dans le péritoine est plutôt soupçonné qu'établi. En présence des accidents graves, l'intervention est décidée pour le soir même et pratiquée à 4 heures. Incision médiane sous-ombilicale de 7 centimètres : l'épiploon est adhérent au péritoine pariétal; à peine est-il décollé qu'un flot de sang noirâtre s'écoule de l'abdomen. M. Picqué plonge la main dans le ventre et retire un fœtus d'environ 5 mois.

Ce fœtus n'est pas vivant, mais nullement macéré; il a environ 30 centimètres de long. Le placenta est immédiatement décollé. L'hémorrhagie, d'abord inquiétante par son abondance, s'arrête par le tamponnement pratiqué à l'aide de compresses éponges, et par l'application d'une pince à ligaments sur la corne utérine d'abord à gauche, puis à droite. La paroi de la trompe est ensuite facilement pédiculisée et enlevée. Ligature à la soie près de la corne utérine. La trompe et l'ovaire droit sont extirpés. Drainage avec un sac de gaze iodoformé selon le procédé de Mickulicz. L'opération a duré quarante minutes, le pansement compris.

Suites opératoires. — Dès le soir la température est tombée à 37°,4 ; le lendemain matin le thermomètre accuse 37°,2 ; même température les jours suivants.

Les vomissements cessèrent dès le 2e jour. Emission abondante de gaz par l'anus. Le premier pansement est fait le 8e jour, les lanières de gaze sont retirées, le sac est lui-même retiré le 5e jour.

Les fils sont enlevés au 9e jour ; la réunion est parfaite. Le trajet du sac est complètement fermé le 22e jour.

La malade commence à se lever ; son état général semble s'améliorer pendant quelque temps, mais bientôt elle s'affaiblit et se mit à tousser.

Le 3 novembre, c'est-à-dire 3 mois après l'opération, elle meurt de tuberculose pulmonaire.

CHAPITRE IV

ÉTUDE CRITIQUE DES OBSERVATIONS PRÉCÉDENTES, ENVISAGÉES AU POINT DE VUE DES RÉSULTATS OBTENUS PAR LA LAPAROTOMIE.

Les enseignements que l'on peut tirer de l'étude de ces observations sont nombreux.

A quelle cause pouvons-nous rattacher la rareté des faits observés en France ?

Pour nous, nous ne saurions admettre, avec Audry, une influence de races. Si l'on veut bien se rappeler que, dans la majorité des cas, les femmes atteintes de grossesse extra-utérine ont un passé utérin, le plus souvent sous forme de fausse-couche ou de travail laborieux, on n'aura pas besoin d'aller invoquer une prédisposition ethnique. Enfin, n'oublions pas que chez nos voisins, les affections utérines sont traitées depuis de longues années presque exclusivement par les chirurgiens ; chez eux, les laparotomies exploratrices sont bien plus tôt entrées dans les mœurs que chez nous, et, par conséquent, ils ont pu observer bien des cas de grossesse extra-utérine, qui passaient chez nous pour des pelvi-péritonites, péri ou paramétrites, hématocèle utérine.

L'opinion qui, en France, est restée pendant longtemps maîtresse, qu'il n'y avait que rarement rapport entre la grossesse extra-utérine et l'hématocèle, a contribué à rendre l'intervention bien moins fréquente dans notre pays qu'à l'étranger. On trouvera dans les auteurs classiques, que l'hématocèle est une affection presque médicale, pour laquelle il y a rarement lieu d'intervenir, et qui guérit par la thérapeutique médicamenteuse et le repos au lit. Aussi, pas d'intervention jusque dans les dernières années.

Tandis que chez nous Gallard a été le seul à admettre pendant longtemps que les hématocèles étaient le plus souvent des ruptures de grossesses tubaires, à l'étranger on considère comme un fait avéré depuis de longues années que l'hématocèle est le symptôme d'une rupture de la trompe, et presque toujours d'une grossesse ectopique. C'est une affection chirurgicale qui réclame une intervention sanglante et ne guérit le plus souvent qu'avec elle. D'où, fréquentes laparotomies et nombreux cas de grossesse extra-utérine observés au moment même de la rupture tubaire.

Pour pouvoir profiter de nos observations, nous les diviserons en deux catégories. Dans la première catégorie, nous faisons entrer tous les cas où la grossesse siégeait dans la trompe. Dans la deuxième catégorie, nous mettrons les grossesses arrivées dans l'abdomen.

Bien que depuis ces dernières années, une réaction se fasse contre cette opinion, nous croyons pouvoir, sur le terrain clinique, admettre avec L. Tait que toutes les grossesses abdominales ont d'abord été tubaires. Nous considérons également avec Weit, qu'à de très rares exceptions près, la grossesse tubaire qui se rompt d'ordinaire entre le 3e et le 4e mois, ne peut jamais aller au-delà du 6e mois sans subir cette modification et devient ainsi fatalement intra-abdominale.

DU RÉSULTAT OBTENU PAR LA LAPAROTOMIE DANS LES GROSSESSES TUBAIRES. (Obs. 22, 82.)

L'intervention a présenté une facilité très grande, et un résultat presque constamment favorable, toutes les fois que la tumeur tubaire n'avait pas encore subi de phénomènes inflammatoires, et surtout quand elle n'avait pas provoqué de réaction ni d'adhérences du côté des organes voisins. Lorsqu'on a voulu évacuer le sac, on a eu des hémorrhagies placentaires, des suppurations, etc. (obs. 117). — Dans ces conditions, il a été très facile de tout extirper après formation d'un pédicule, et la guérison est survenue rapidement et sans complication. Nous pourrions dire que ces cas ont été opérés pendant *la période physiologique de la grossesse*? (Obs. 46, 56, 102, 109.)

Dès que des phénomènes inflammatoires sont survenus, soit dans la cavité de la trompe, soit dans ses parois, surtout quand ils se sont propagés aux organes voisins, provoquant ainsi des phénomènes d'adhérences, l'intervention a rencontré des difficultés bien plus grandes, les précautions opératoires se sont multipliées, et des cas d'insuccès plus nombreux se sont montrés. Dans ces cas, on est intervenu à *la période pathologique de la grossesse tubaire*.

DU RÉSULTAT OBTENU PAR LA LAPAROTOMIE FAITE AU MOMENT DE LA RUPTURE DE LA TROMPE.

Les interventions pour cette période, que nous appellerons volontiers de transition, ont été généralement des opérations d'urgence. Le chirurgien a souvent opéré sans diagnostic précis, appelé à combattre des accidents soit d'hémorrhagie interne, soit d'hématocèle, soit de péritonite suraiguë, comme dans le cas de M. Picqué.

Plus l'intervention a été rapide et rapprochée du début des accidents, plus les résultats ont été favorables.

La méthode qui a donné les meilleurs effets, a été d'enlever la trompe avec tout son contenu sans s'occuper de l'hémorrhagie tout d'abord. Les manœuvres ont été aisées toutes les fois qu'on a eu à faire à une rupture récente non inflammatoire ; ce qu'on pourrait appeler une rupture d'évolution, parce que dans ces conditions il y avait peu ou pas d'adhérences avec les organes voisins, et pas d'épanchement de liquides septiques dans la cavité abdominale. Dans l'autre forme de rupture, celle qui est d'origine inflammatoire et succède à une suppuration du contenu de la trompe, les résultats ont été moins brillants. Des adhérences nombreuses avec les organes voisins, des phénomènes de péritonite circonscrite et quelquefois généralisée, des épanchements purulents ou septiques dans la cavité abdominale, un état cachectique préexistant des malades, sont venus augmenter les difficultés opératoires et diminuer le nombre des succès. C'est par des soins d'antisepsie minutieux, pendant et après l'opération, par une extirpation laborieuse de la plus grande quantité possible des tissus contaminés, et par un drainage bien compris des cavités qui avaient été souillées par les accidents de rupture, que les succès les plus nombreux ont été obtenus. Certains insuccès, survenus à la suite d'intervention tardive, et alors que la malade était la proie d'une infection généralisée, ne sont pas pour décourager les tentatives thérapeutiques, mais doivent seulement engager le chirurgien à tarder le moins possible. (Obs. 85, de Treube.)

Nous ne saurions admettre qu'un chirurgien laisse une femme qui se confie à ses soins courir tous ces risques, aussi bien immédiats que tardifs (obstruction intestinale, infection secondaire), tandis que Lawson Tait a publié 69 interventions avec seulement 4 décès ; et que Johnston, Penrose, Gardner, Kaltenbach, Landau, Yversen, Wyborg, Olshausen, ont obtenu une quantité considérable de succès. Nous sommes donc absolument opposés à l'opinion de ceux qui, à la faveur de quelques observations de guérison par simple expectation, ont voulu en faire une méthode de traitement.

DU RÉSULTAT OBTENU PAR LA LAPAROTOMIE DANS LES GROSSESSES ABDOMINALES

Il faut faire dans cette série d'observations des distinctions nombreuses, si on ne veut pas comparer entre eux des faits qui n'ont que bien peu de rapports. On arriverait sans cela à des conclusions forcément erronées, et qui risqueraient de jeter dans l'esprit du lecteur une confusion des plus regrettables.

Quel rapport y a-t-il entre une opération d'urgence, imposée par la gravité extrême de l'état de la femme, et celle qui se fait à jour choisi et pour des accidents suraigus? Peut-on comparer une laparotomie faite sur une femme prise, en pleine santé, de signes d'hémorrhagie interne, ou de péritonite suraiguë, avec celle qu'on pratique sur une malade présentant depuis longtemps des phénomènes de cachexie ou de septicémie chronique?

C'est pour répondre à ces nécessités que nous admettrons les groupes suivants : A. (obs. 77, 53 et 52) Intervention dans les cas aigus ou d'urgence ; B. (obs. 128, 94 et 79) Intervention dans les cas où les accidents sont chroniques.

Nous ferons un chapitre à part des interventions dans lesquelles l'enfant était vivant. Il y a là un intérêt tout particulier qui nous paraît mériter d'en faire une étude spéciale.

A. (obs. 77, 53 et 52). *Intervention dans les cas où les accidents sont aigus.* — Nous ne désignons naturellement pas sous ce nom, les cas où les accidents aigus sont survenus immédiatement après la production de la grossesse abdominale. Ils rentrent dans le chapitre des ruptures. Les observations auxquelles nous faisons allusion sont celles dans lesquelles la maladie, après être restée un temps plus ou moins long silencieuse, ou ne se manifestant que par des malaises, change brusquement de caractère, présente une acuité telle, qu'elle peut emporter la malade en quelques heures. Si cette transformation des accidents est le plus souvent spontanée, on l'a vue dans quelques cas survenir à la suite de traumatismes explorateurs, ou de manœuvres curatives intempestives ou maladroites. Dans la grande majorité des cas, cette évolution est indépendante de toute intervention ; elle se manifeste sous deux formes ; tantôt la femme est prise d'accidents inflammatoires par propagation (péritonite suraiguë) ; tantôt ce sont des phénomènes d'infection (septicémie aiguë) ; tantôt des phénomènes d'hémorrhagie interne dus quelque fois à un décollement partiel du placenta.

Dans le premier mode, le chirurgien n'a pas à hésiter : il faut intervenir quand même ; nous avons des exemples de guérison dans des interventions pratiquées au milieu de phénomènes de péritonite suraiguë. Dans le deuxième mode, bien que les résultats soient moins encourageants, il nous semble que, là encore, il y a peut-être indication à intervenir. N'a-t-on pas plus de chances de sauver la malade en détruisant le foyer d'infection, qu'en remettant le succès entre les mains de l'expectation combinée avec une thérapeutique médicamenteuse ? Enfin, il existe un troisième groupe d'accidents suraigus, provoqués par des suites secondaires de la grossesse extra-utérine, compression du tube intestinal, perforation du tube ou de la vessie par un lithopédion, par une insertion abdominale du placenta, par des brides de péritonite. Là, il y aura lieu d'intervenir pour le chirurgien, qui devra s'efforcer de faire disparaître les accidents aigus et, si cela lui est possible, d'en supprimer la cause. Mais nous n'aurions peut-être pas rangé ce groupe dans notre travail, si nous n'avions trouvé des observations où le chirurgien, appelé pour des accident aigus de cause inconnue, n'était du même coup, intervenu pour une grossesse extra-utérine et s'il n'y avait eu dans ces conditions une certaine quantité de succès.

B. *Intervention dans les cas où les affections sont chroniques.* (Obs. 128-94-79.) — L'opinion générale s'est beaucoup modifiée sur l'utilité de l'intervention dans les cas où la grossesse abdominale ne détermine pas de phénomènes qui mettent en danger immédiat la vie de la femme. Jadis, on avait peu de tendance à agir dans les cas où il n'y avait pas de péril immédiat, et on considérait comme des terminaisons éminemment favorables, les transformations en lithopédion, les évacuations du produit et des annexes par des fistules s'ouvrant, soit par les viscères, soit par la paroi abdominale. Pour ce qui est des lithopédions, on voit par certaines de nos observations qu'ils ont déterminé parfois par leur présence dans la cavité abdominale des accidents forts graves, ayant nécessité la laparotomie, et on ne peut considérer comme guérie, une femme qui en est porteuse. Quant à évacuation par fistule, s'ouvrant dans les viscères ou à travers la paroi abdominale, c'est une évolution toujours fort lente, et qui peut amener brusquement des accidents mortels, sans compter les dangers que font courir à la malade une suppuration longue et des rétentions faciles à se faire dans ces foyers irréguliers.

Dans les grossesses abdominales chroniques nous sommes donc partisans de l'intervention qui, si elle présente parfois des difficultés presque insurmontables, et des nécessités opératoires la rendant incomplète, donne de meilleurs résultats que l'expectation.

Intervention dans les cas où l'enfant vit. — La lecture et l'étude des observations publiées depuis 1886, nous ont permis de nous faire une opinion plus ferme que celle exposée dans les auteurs à cette époque. Il faut établir dans l'étude des observations, des lignes de démarcation nous permettant de les classer avec méthode. Cette précaution nous amène à les grouper d'une manière un peu différente de celle que fournit la considération seule du diagnostic.

Tandis que les auteurs appuient leurs divisions opératoires sur l'âge de la grossesse, il nous paraît plus conforme à la réalité des faits, d'admettre deux classes, *suivant que l'enfant est viable ou qu'il ne l'est pas*. Au point de vue définitif, il importe peu que l'enfant soit vivant ou non, s'il n'est pas arrivé à une période telle qu'il soit pas possible, même avec les moyens artificiels dont nous disposons aujourd'hui (couveuse), de le conserver en vie.

Dans tous les cas où l'enfant n'est pas viable, qu'il soit vivant ou non, nous avons affaire à une tumeur qui nuit à la santé de la mère, et rien de plus; son traitement rentre donc dans le paragraphe précédent. (Obs. 1 Bandl, — obs. 10-11 Breitsky, — obs. 21 Czempin).

Intervention dans les cas où l'enfant est viable. — Nous admettons, bien entendu, que la santé de la mère n'est pas en danger, car, pour peu que la vie de la mère soit en danger, il n'y a pas à hésiter; il faut intervenir de suite, quel que soit le résultat pour le produit. Mais la mère va bien, l'enfant est reconnu viable, quand doit-on intervenir ?

(Obs. 85. Treube). — Nous avons rapporté des observations concluantes à ce sujet. Pour avoir voulu attendre un moment correspondant à l'accouchement normal, les opérateurs ont vu survenir, non seulement la mort de l'enfant; mais des accidents graves qui ont mis la vie de la mère en danger. Nous dirons donc que dans le cas où le diagnostic est fait, et où l'enfant est viable, il faudra intervenir de suite. C'est là encore, que réside le plus grand nombre de chances pour la vie de la mère et de l'enfant.

(Obs. 15, Brühl, obs. 20, Chrobach).—Dans les cas où l'enfant est vivant sans être viable, il faudra intervenir dès qu'on le pourra. On évitera bien des dangers à la mère, et même quelquefois pourra-t-on sauver la vie de l'enfant. Enfin, dans les cas où on arrivera par hasard sur une grossesse extra-utérine avec enfant viable, il faudra tâcher de sauver la vie des deux; c'est encore a méthode qui a donné le plus de succès.

En résumé nous dirons que les indications opératoires doivent être dominées par cette idée qui découle de nos observations : *plus tôt on opérera, moins on laissera à la nature le soin de réparer les désordres, plus on aura de chances de succès. La question de sauver la vie de l'enfant ne ne se posera qu'autant qu'elles ne soulèvera aucun danger pour la vie de la mère.*

DES CONTRE-INDICATIONS A L'INTERVENTION CHIRURGICALE.

A. *Dans les formes chroniques.* — Il n'y en a pas. En effet, du moment que la femme est encore en état de supporter l'opération, elle a plus de chances de guérir par l'intervention que si on l'abandonne à elle-même.

B. *Dans les formes aiguës.* — Existe-t-il des contre-indications à l'intervention? Comme nous l'avons établi dans notre premier chapitre, nous aurons occasion, à propos du placenta de donner notre opinion au sujet des limites étroites dans lesquelles on voulait, il y a encore quelques années, restreindre le terrain. Les observations nous ont montré que nombre de femmes étaient mortes par suite de la crainte qu'avaient les opérateurs d'intervenir, et du scrupule qu'ils se faisaient d'attendre la période fatidique où le placenta devait être atrophié.

Heureusement, sous l'influence des ovariotomistes, une réaction s'est faite contre cette théorie du laisser-faire, et il a été reconnu que des sigues de péritonite ou de septicémie ne contre-indiquaient pas une intervention; mais, au contraire, l'appelaient dans les plus brefs délais. Nous avons pu recueillir un certain nombre d'observations où l'intervention rapide a sauvé des femmes présentant des signes de péritonite suraigüe ou de septicémie. (Obs. de Picqué.) Ces succès ont été obtenus parce que les opérateurs ont redoublé de précautions opératoires et qu'ils ont su réunir les deux conditions nécessitées par des opérations de ce genre, destruction complète du foyer d'infection primitif, soit par une sorte de modification locale, modification et assainissement des parties infectées secondairement. Dans un certain nombre de cas où le succès n'a pas été obtenu, nous avons pu nous convaincre qu'il y avait eu des irrégularités dans l'accomplissement de l'une ou l'autre de ces manœuvres.

CHAPITRE V

DES PRATIQUES OPÉRATOIRES QUI ONT DONNÉ LES MEILLEURS RÉSULTATS DANS LES CAS DIVERS QUE NOUS AVONS PU ÉTUDIER.

(Obs. 110, 60, 62, 63, 64, 66, 67, 68, 69, 70, 71, 72, 80, 122, 129, 132, 141, 148, 149). — Nous n'avons pas la prétention de reprendre entièrement la technique opératoire des laparotomies dans les cas de grossesse extra-utérine. On trouvera, dans le récent livre de M. Pozzi, tous les renseignements désirables; nous voulons seulement attirer l'attention sur quelques pratiques spéciales qui nous ont paru jouer un rôle important dans la nature des résultats obtenus dans les cas précédemment indiqués.

Conduite à tenir à l'égard du placenta.

Un premier point à régler dans le traitement chirurgical de la grossesse extra-utérine, c'est la manière dont il faut se comporter à l'égard du placenta. Que la grossesse ectopique soit tubaire ou abdominale, la conduite à tenir est fortement influencée par l'état du placenta. Nous n'avons pas besoin de rappeler que tant que le fœtus vit, et même pendant les deux mois qui suivent sa mort, la circulation qui se fait entre lui et son point d'insertion reste encore très active, et peut, quand les vaisseaux sont ouverts, donner lieu à des hémorrhagies vraiment effrayantes. C'est sous la crainte de ces hémorrhagies qu'un certain nombre d'opérateurs avaient proposé de ne jamais tenter aucune extirpation du placenta tant qu'il ne s'était pas écoulé le temps nécessaire à l'oblitération de ses vaisseaux. Cette pratique amena des accidents multiples, hémorrhagie secondaire, septicémie, sans compter les lenteurs de la guérison, amenées par la nécessité de laisser un trajet fistuleux entre le sac et l'extérieur. Cette crainte du placenta était arrivée à un tel point que certains chirurgiens refusaient d'intervenir tant que le temps réglementaire de disparition des vaisseaux n'était pas écoulé ; certains autres, ayant blessé dans leur intervention un de ces vaisseaux, considéraient la partie comme perdue, renonçaient à toute espoir d'arrêter le sang et voyaient leur malade succomber presque sous leurs yeux.

Nous sommes heureux de pouvoir rapporter ici un certain nombre d'opérations, où la conduite contraire a été couronnée de succès. Si, en effet, on va immédiatement détacher le placenta, on voit de suite l'hémorrhagie diminuer dans de notables proportions ; dès qu'on le pourra, on fera des ligatures qui donneront une hémostase absolue ; sinon, on obtient encore un bon résultat par le tamponnement. Du moment qu'on aura désinséré le placenta, on aura pour soi les plus grandes chances. Cette pratique, facilitant et assurant une intervention hâtive, permettra non seulement de sauver un grand nombre de femmes, mais aussi d'avoir le bonheur d'extraire quelque fois les enfants vivants, comme nous en citons des exemples, malheureusement encore rares.

Dans le cas de M. Picqué, l'hémorrhagie considérable, causée par l'ouverture du sac, fut aussitôt arrêtée en plaçant une pince provisoire sur la corne utérine. Cette manœuvre sauva la vie de la mère, en permettant d'agir convenablement sur le sac.

Dans les grossesses tubaires simples, c'est-à-dire presque exclusivement dans les grossesses extra-utérines avant trois mois, le plus grand nombre de succès a été obtenu par les opérateurs, qui, considérant la trompe et son contenu comme une tumeur maligne, l'ont pédiculée et enlevée avec tout ce qu'elle contenait. Beaucoup d'entre eux, examinant l'autre trompe et ne la trouvant pas d'aspect parfaitement normal, l'ont également extirpée. Ils ont pu ainsi éviter à leurs malades, des récidives de grossesse extra-utérine, comme nous en avons signalé une observation.

A notre avis, il n'y a pas à hésiter dans ce cas, et le chirurgien a non seulement le droit, mais le devoir d'extirper l'autre trompe, toutes les fois qu'elle lui paraît pouvoir être pour sa malade la cause d'une autre grossesse pathologique.

Dans les interventions pour des grossesses tubaires compliquées les résultats ont été moins constamment favorables, par suite de la multiplicité des difficultés à vaincre. Nous étudierons la technique employée : 1° dans les cas où, par destruction des adhérences, on a pu isoler la tumeur; 2° dans les cas où on n'a pas pu dégager la tumeur de ses connexions pathologiques avec les organes voisins.

Dans les cas où la tumeur a pu être isolée, les manœuvres ont été en tout semblables à celles qu'on emploie en face d'une tumeur pelvienne. Mais les résultats les meilleurs ont été donnés par l'extirpation en totalité de la trompe et de son contenu (obs. 6, 7, 41, 42, 47, 43, 44, 63, 72, 87, 91, 116.

Quand cette extraction a pu être faite sans rupture et sans épanchement de liquide pathologique dans la cavité pelvienne, il a toujours été inutile de laver la cavité péritonéale, ou de la drainer.

Lorsque les adhérences étaient trop intimes pour obtenir la libération de la tumeur, les chirurgiens ont suivi des conduites différentes. Les uns ont ponctionné le sac et, après un simple lavage, l'ont drainé soit par le vagin, soit par la paroi. Ils ont eu des accidents : (obs. 67), des cas nombreux de mort par septicémie ou par hémorrhagie secondaire (obs. 5, 13, 16, 35, 38, 54, 88, 118). Quand la guérison s'est faite, c'est tardivement et consécutivement à l'élimination lente du contenu du sac ; et précédée de fistules qui ont été très longues à s'oblitérer (obs. 37, 39, 73, 78, 86, 125, 137, 147).

C'est une méthode qu'il faut rejeter absolument. D'autres chirurgiens ont évacué le contenu du sac, gratté ses parois avec la curette ou la spatule et réséqué le plus possible de la paroi, après l'avoir antisepsiée de leur mieux (obs. 36, 90). Mais à ce moment une nouvelle question se pose : les uns ont simplement refermé la paroi abdominale, abandonnant ainsi le pédicule artificiel (obs. 40, 59, 108, 124); d'autres, plus craintifs, ont mis un drain, soit par le vagin, soit par la paroi abdominale, ou un double drain par ces deux voies (obs. 49, 57). Ces mesures de précaution ont été la cause d'accidents, surtout dans le drain vaginal unique (obs. 95, 144, 145). Nous sommes donc d'avis de ne pas faire de drainage toutes les fois que cela sera possible, et quand il faudra drainer, de le faire par la paroi abdominale.

Dans le cas où le drain ne semblerait pas suffisant,

on pourra faire, comme le conseille M. Pozzi, le tamponnement de Mickulicz. M. Picqué pense même que c'est presque toujours à ce drainage qu'il faut avoir recours.

Dans les cas où on aurait affaire à une communication avec le vagin (obs. 101) la vessie, ou l'intestin, il faudra nécessairement drainer et s'efforcer d'empêcher le séjour des matières dans les réservoirs voisins du sac. Peut-être pourra-t-on dans quelques cas faire une suture des parois de la vessie ou de l'intestin, maintenant que plus familiarisé avec ces opérations on arrive à en obtenir de fréquents succès.

Dans les grossesses tubaires, au moment de leur rupture (obs. 50, 61, 76, 89, 92, 107, 111, 112, 121, 127, 134, 138, 139), les chirurgiens ont toujours été conduits à intervenir d'urgence, et quelquefois même sans diagnostic ; ce sont certainement les cas où, de même que pour les grossesses tubaires simples, les résultats ont été les plus brillants et les plus nombreux. Aller immédiatement après l'incision abdominale à la recherche de la trompe, et sans se préoccuper de l'hémorrhagie, qui dans certains cas est considérable; lier les deux bouts de celle-ci, l'extirper, nous a paru être le procédé qui a donné les meilleurs résultats. Nous rapportons également des succès dus à la pratique suivante : aller à la recherche du placenta, le désinsérer rapidement, et poser des pinces sur les points saignants en attendant les ligatures, manœuvres qui nécessitent beaucoup de précision et de sang-froid de la part du chirurgien et de ses aides, et nous semblent plus réalisable dans la pratique, que la ligature de l'artère utérine ou la ligature du placenta sur épingles qu'a préconisée Martin, les ligatures nous paraissent devoir être difficiles ou lentes à exécuter au milieu du sang, et dans des endroits parfois peu commodes à atteindre.

Mais il est d'autres cas où le chirurgien interviendra presque dans les mêmes conditions, en dehors de la question d'urgence. Ce sont les cas d'hématocèle utérine. On sait que, depuis quelques années, sous l'influence des travaux de Veit, Werth, L. Tait, on considère que la plupart des hématocèles ne sont que des ruptures de grossesse extra-utérine, quant au début de leur évolution ; dans ces conditions, le chirurgien rencontrera les mêmes difficultés, et devra agir comme dans les cas aigus de rupture de la trompe. Mais, dans les hématocèles non récentes, il y aura, d'une part les adhérences inflammatoires à détruire, les troubles abdominaux proprement dits à calmer, et, d'autre part, on aura à agir sur la trompe malade. Si l'on intervient très près de l'époque de rupture, il y aura surtout à traiter le placenta. Si, au contraire, les accidents datent de plusieurs mois, ce sont les produits inflammatoires adhérents des fausses membranes, qui causeront de l'embarras à l'opérateur.

La technique, dans les grossesses extra-utérines devenues abdominales ne présente que peu de caractères particuliers. Nous avons signalé dans le paragraphe précédent quelques modifications dans la nature des lésions, suivant leur origine récente ou ancienne. Pour les cas récents, ce que nous avons dit à propos des ruptures tubaires suffit amplement : nous n'avons pas besoin d'y revenir ici. Pour les cas anciens, c'est-à-dire quand les accidents remontent à des années ou simplement à des mois, il y a souvent des difficultés très grandes : abcès ou poches purulentes à évacuer et à antisepsier; adhérences avec les anses intestinales à détruire, sans produire ni déchirure, ni contusions, et dans la masse compacte formée par la tumeur, les fausses membranes, les organes voisins adhérents. Tels sont les principaux obstacles à vaincre. Marcher autant que possible sans incertitude et se rendant un compte exact de ce que l'on fait, éviter l'infection de la plaie par les produits septiques évacués; assurer le foyer opératoire contre toute invasion d'éléments septiques venus du dehors ou des organes voisins; empêcher la stagnation des liquides dans la poche, et pour cela drainer intelligemment; savoir quand on peut, quand il faut supprimer le drainage; décider s'il faut refermer l'abdomen après lavage ou drainage, ou ne l'obturer qu'incomplètement, avec le tamponnement de Michulicz; voici toutes les questions principales qui se présenteront devant l'opérateur. Nous ne pouvons ici que les signaler puisqu'il faudrait, pour les résoudre, envisager chacun des cas qui peuvent se présenter dans la pratique. Nous nous contenterons de dire que, dans ces interventions, il faut que le chirurgien soit toujours guidé par les grandes lignes de la thérapeutique chirurgicale, tout en sachant, au besoin, modifier son plan primitif et l'adapter aux conditions du cas particulier qu'il est en train d'opérer.

Technique dans les cas où l'opérateur se trouve en présence d'un enfant vivant et viable.

Dans les trente-cinq cas que nous avons pu étudier, nous n'avons relevé que deux cas de survie véritable ; nous n'appelons naturellement pas des succès ceux où l'enfant a vécu une demi-heure, trente-six heures, etc.

Les enfants peuvent être sauvés à partir du sixième

mois, à condition de les mettre immédiatement dans une couveuse. Il est certain que sur les 33 enfants qui ont succombé, un certain nombre eussent survécu si l'on avait eu cette précaution, puisque plusieurs sont morts, les jours suivants, de broncho-pneunomie. On devra donc avoir la couveuse prête toutes les fois qu'on opère une grossesse extra-utérine où on suppose devoir trouver un fœtus vivant ayant au moins six mois.

Tantôt le sac a été trouvé libre dans la cavité abdominale, tantôt il était au milieu des adhérences et des fausses membranes.

Dans le premier cas, il faut s'efforcer d'enlever rapidement le sac et son contenu, puis combattre ensuite l'hémorrhagie. Si on ne peut enlever le sac, il faudra enlever rapidement l'enfant, le confier à un aide, et s'empresser de désinsérer le placenta. Cela fait, on pourra facilement se rendre maître de l'hémorrhagie et réséquer le sac dans la mesure du possible. Mais si on rencontre des adhérences faisant prévoir de grandes difficultés pour ouvrir le sac, il faut mieux, d'emblée, avoir recours à la deuxième méthode et courir les chances qu'elle vous offre.

En agissant de la sorte, on pourra sauver un plus grand nombre d'enfants, et on évitera de perdre, comme nous en avons trouvé quelques exemples, des mères par hémorrhagie.

CONCLUSIONS

1° Les progrès de l'antiseptie et de l'outillage chirurgical ont permis, dans ces dernières années, de faire bénéficier la grossesse extra-utérine de l'intervention active.

2° Les dangers de l'expectation l'ont fait complètement abandonner.

3° Dès que le diagnostic de grossesse extra-utérine est établi, il convient d'intervenir chirurgicalement à toutes les périodes, avec ou sans complications, quel que soit l'état de vie ou de mort du fœtus. L'intérêt de la femme doit toujours primer celui de l'enfant.

4° Si l'élythrotomie convient dans quelques circonstances particulières, c'est à la laparotomie qu'il faut recourir dans l'immense majorité des cas, même simples, de grossesses extra-utérines.

5° Dans les complications aiguës ou chroniques de la grossesse extra-utérine, c'est toujours à la laparotomie qu'il faut avoir recours.

6° L'extraction immédiate du placenta est indispensable. L'ablation de la poche sera faite toutes les fois qu'elle sera possible.

INDEX BIBLIOGRAPHIQUE

JOHNSTONE. — Medical Record, 26 février 1886.

WARNER. — Medical Record, 2 avril 1887, p. 381.

KŒFŒD (en danois). — Gynœkolog.-Obstet. Meddl. Tuf., 3.

KELLY. — Journal of the American medic. Assoc., 12 juin 1886, II, p. 668.

HARRIS. — New-York medic. Journal, 19 juin 1886, p. 102.

O' HARRA. — 1886, New-York medic Journal, p. 674.

S. KINNER. — The Lancet, 13 février 1886.

TERICHT. — Américan Journal of Obstetric, oct. 1886, p. 1026.

MUNDÉ. — American Journal of Obstetric, janvier-avril 1887.

HARRISON. — American Journal of Obstetric, janvier-avril 1887.

DE WARCKER. — American Journal of Obstetric, oct. 1887.

FALES. — Boston medic. and chirurg. Journal, 11 août 1887.

GILBERT D. GREGOR. — Americ Journal of Obstetr., août 1887, p. 818.

CURRIER. — Americ Journal of Obstetr., décembre 1887, p. 1233.

IVERSEN. — Gynœk. og Obst. Meddl., t. VII, f. 1-2.

HERMANN. — Lancet, mai 1888, p. 1021.

THOMAS ROWEN. — Austral. medic Journal, 15 juillet 1887.

MEYER (Copenhague). — Hospitals Tidende, 1888, nº 30.

SOCIÉTÉ D'OBSTÉTRIQUE DE NEW-YORK. — American journal of Obstetric, 1888, mars, avril, mai.

JOSKE. — Austr. medic. Journal, 15 août 1887.

BUCKMASTER. - Medic. Record., 14 juillet 1888.

HAWLEY. — Medic Record., 14 juillet 1888.

HAMILTON. — New-York medic Journal, 1888, 28 juillet, p. 90.

L. TAIT. — The Lancet, sept. 1888, p. 409.

L. TAIT. — Leçons sur la grossesse ectopique, Birmingham, 1888.

FRANKLIN TORNSEND. — Medical Record, 28 sept. 1888, p. 371.

TUTTLE. — Journal of the American medic. Association, 19 janvier 1889, p. 101, septembre 1889, janvier 1890.

Richardson. — Boston medic and surgical J., 6 déc. 1888, p. 549.

Morison. — Edimburgh medic. Journal, sept. 1888.

Wathen. — American Journal of Obstetric, août 1889, p. 785.

Smith. — American Journal of Obstetric, mars 1889.

Thornley Stoker. — Dublin Journal of medec., avril 1889.

Balwy. — Medic. Record, 21 sept. 1889, p. 309.

G. Thomas. — System of gynecology, t. II, p. 181. Philadelphie, 1888.

Coe. — Am. Journal of Obstetric, janvier 1890, p. 94.

Hanks. — Am. Journal of Obstetric, janvier 1890, p. 92.

Brothers. — Am. Journal of Obst., 1888, vol. XXI, p. 474.

J. Williams. — Obst. Trans. London, 1887, p. 482.

Eastmann. — Am. J. of Obst., sept. 1888, t. XXI p. 929.

Champneys. —Británisk med. Journal, 3 déc. 1887.

Price Harris. — Am. J. of med. Sc., sept. 1888, p. 264.

Turner. — New-York med. Journal, août 1886.

Braitwhaite. — Obst. Trans., vol. XXVIII, p. 33, 1886.

Mundé. — American Journal of Obstetric, janvier 1890.

Van der Veer. — American Journal of Obstetric, nov. 1889

Centralblatt fur Gynækologie.

Hollstein. — 1886, n° 11, p. 178.

Veit. — 1886, n° 15, p. 241.

Czempin. — 1886, n° 19, p. 307.

Langer. — 1886, n° 20, p. 321.

Englander. — 1888, n° 4, p. 57.

Breistky. — 1888, n° 20, p. 333.

Fasola. — 1888, n° 40, p. 652.

Zajaistsky. — 1888, n° 40, p. 652.

Soc. gynécologie de Berlin. — 1888, n° 49, p. 811, 812, 813.

Braun. — 1889, n° 10, p. 165 ; n° 36, p. 364.

Mersch. — 1889, n° 18, p. 318.

Czempin. — 1889, n° 19, p. 331 ; n° 31, p. 562.

Hauks. — 1889, n° 20, p. 355.

Barsony. — 1889, n° 22, p. 385.

Trochet. — 1889, n° 51, p. 897.

Winkel. — 1890, n° 29, p. 502.

Wiedow. — 1890, n° 29, p. 502.

LODERBAUM. — 1889, n° 29, p. 512.
VEIT ET WERTH. — 1889, n° 30, p. 516.
HENNIG. — 1889, n° 12, p. 20
DORF. — 1889, n° 1, p. 898.
SOSTCHAVA. — 1890, n° 1, p 19.
ZWEIFEL. — 1889, n° 31, p. 556.
KELLER. — 1889, n° 46, p. 801.
CZEMPIN. — 1889, n° 47, p. 820.
SLAVIANSKY. — 18 n° 48, p. 833.
JAGGARD. — 1889, n° 49, p. 859.
ARTHMANN. — 1890, n° 14, p. 244.
BRAUN. — 1890, n° 17, p. 309.
FLUSCHLEN. — 1890, n° 20, p. 365.
THORN. — 1890, n° 24, p. 435.

Archives fur Gynœkologie.

T. XXX, f. 1, BRUHL. — Deux cas de grossesse extra-utérine.
T. XXVIII, f. 3, WYDER. — Etude sur la grossesse extra-utérine et le lieu de rencontre de l'ovule et du spermatozoïde.
T. XXXI, f. 3, BRUHL. — Une gastrotomie dans un cas de grossesse extra-utérine avec terminaison favorable. (Extraction d'un fœtus vivant.)
WERTH. — 1889, Arch. f. Gyn., Bd. XXXV, p. 513.
OLSHAUSEN. — 1887, Arch. f. Gyn. Bd. XXXV, p. 515.
MULLER. — 1887, Bd. XXX, p. 78-81.
AUBRY. — Arch. de tocologie, août 1890.
GILCHRIST. — Th. doct., Paris, 1890.
ARCHIVES de Tocologie. — 10 avril 1887.
BALDY (Dr). — Obst. Gaz. June 1888.
BÉHIER. — Gaz. hebd., 1873, n° 30; 12 juillet 1890, n° 28.
BAR. — Thèse d'agrégation, Obs. LIX (Bull. Soc. anat. 1884, p. 260 263).
BARNES. — Traité des Maladies des femmes.
BUSCH (Dr). — Nouv. Arch. d'Obst. et de Gynécol., 25 février 1887
CHAMPNEYS. — Obstetrical Society. Transactions, 1887.
DUNCAN (Matthews). St Barth's Hosp. Reports, 1883.
DUNCAN (William). — Lancet, mars 1890.
FERRÉOL. — Un. méd. hebd., 4 décembre 1875.

GARDNER. — Mars 1890, Mont. Med.-chirur. Society. Montréal Med. Journal.

GARRIGUES. — Ann. Gynec. Society, 1883.

GOODELL. — Annals Gynecology and Paediatry, may 2 189 .

GALLARD. — Gazette hebd., 1858, 461.

GOUPIL. — « Handbuch der Krankh. der Weilb. Geschlechtsorgane 7 Auff Leipsic, 1886.

HAMILTON. — New-York Med. Journal, 8 février 1890

HERMAN (E. G). — Delivery by vagina in Extra-Uterine Gestation. Transactions Obstetrical Society, Londres 1887; Brit. Med. Journal, septembre 1890.

HART D. BERRY. — Edinburgh Med. Journal, octobre 1887.

HART and BARBOUR. — Gynecology.

JOHNSTONE (Dr). — In Diseases of women and habdl surgery. LAWSON-TAIT.

LUSK. — A Plea for early Operations in E.-U. Pregnancy. — MIDWIFERY.

LEOPOLD. — Arch. f. Gyn. Band. XVIII, S. 53, 84.

LESOUEF. — Remarques sur trois cas de grossesse ext. utér., p. 18.

LITZMANN. — Zur Ferstellung der Indic : f. d. Gastrotomie bei Schwangerschaft ausserhalb der Gebärmutter.

MARTIN (A.). — Soc. Obst. de Berlin, 1885; Brit. Med. Journal, 11 feb. 1888; Traité clin. des Mal. des femmes, p. 531 (trad. franç.).

MATHIESON. — Brit. Med. Journ. 1884, p. 999.

MAYGRIER. — Thèse d'agrégation, 1886.

PARRY (J.-S.). — Extra-Uterine Pregnancy; its Causes, Species, etc.

PLAYFAIR. — Brit. Med. Journal, 15 décembre 1888 p. 1340.

PRIESTLEY. — Royal Med. and Chirurgical Society, London, 1889.

POZZI. — Traité de Gynécologie, 1890, p. 854-869.

PINARD. — Art. Grossesse Extra Utérine, dans Dict. Encycl. des sciences médic, Annales de Gynécologie, avril 1889.

PRUJANSKAIA (Maria O.). — Méditz. Abozr. Fasc VII, 1885, 689.

SCHROEDER. — Lehrbuch der Geburtshulfe, 6 Auff. S. 408.

SCHAEFFER. — Ueber die innere Ueberwanderung des Eies Zeit f. Geb. u. Gyn. B. XVII, 11 sept.

SPIEGELBERG. — Traité des accouchements.

SANGER. — Cent. f. Gynak., n° 29, 1890.

SPEAVENSON. — Brit. Med. Journal, 4 décembre 1886, p. 1094

STRAHAN. — Diagnosis and Treatment of Extra-Uterine Pregnancy, 1889.

SUTTON, BLAND. — Roy. Med. and Chirl Society, novembre 1889.

TAIT, LAWSON. — Diveases of woman and abdominal Surgery, 1890; Brit. Med. Journal, 10 march 1890; Scheme of. ectopic gestation in tubo-ovarian Tract. Lancet, septembre 1888; Provincial Med. Journal, novembre 1889.

THOMAS GAILLARD. — New-York Med. Journal. Juin 1875.

WYLIE GILL. BRIT. Medic. Journal 1886.

TARNIER et BUDIN. Traité d'accouchement, 1886.

Paris. — Typ. A. DAVY, 52, rue Madame. — *Téléphone.*

Paris. — Typ. A. DAVY, 52, rue Madame. — *Téléphone.*

www.ingramcontent.com/pod-product-compliance
Ingram Content Group UK Ltd.
Pitfield, Milton Keynes, MK11 3LW, UK
UKHW021108260726
13994UKWH00002B/785